LE
...LOPPEMENT DE L'ENFANT

RETARD SIMPLE ESSENTIEL
ET PRÉCOCITÉ
DE L'ENFANT DE DEUX A QUATRE ANS

PAR

Le Dʳ ANDRÉ COLLIN

Chef de Clinique à la Faculté de Médecine de Paris.

Préface du Dʳ LESAGE

Médecin de l'Hôpital Hérold.

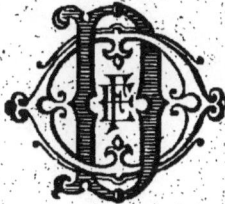

PARIS
OCTAVE DOIN ET FILS, ÉDITEURS
8, PLACE DE L'ODÉON, 8

1914

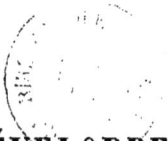

LE
DÉVELOPPEMENT DE L'ENFANT

LE

DÉVELOPPEMENT DE L'ENFANT

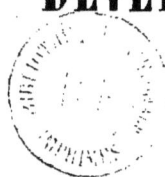

RETARD SIMPLE ESSENTIEL
ET PRÉCOCITÉ
DE L'ENFANT DE DEUX A QUATRE ANS

PAR

Le Dr ANDRÉ COLLIN

Chef de Clinique à la Faculté de Médecine de Paris.

———

Préface du Dr LESAGE

Médecin de l'Hôpital Hérold.

———

PARIS

OCTAVE DOIN ET FILS, ÉDITEURS

8, PLACE DE L'ODÉON, 8

—

1914

PRÉFACE

L'étude du développement du système nerveux de l'enfant est encore peu avancée. Les principales recherches ont été jusqu'à présent dirigées sur les maladies à symptômes fonctionnels évidents, que celles-ci soient congénitales ou précocement acquises. Toutes les différentes formes de sclérose cérébrale sont bien connues, tant par leur symptomatologie que par l'anatomie pathologique.

Cependant il est un vaste territoire clinique inexploré dont l'intérêt semble considérable : c'est le développement intellectuel et moteur de l'enfant, et l'étude de ses anomalies dans le temps.

Nous commençons à posséder quelques rudiments de cette étude, et les recherches de COLLIN ont fait faire un grand pas à la question en marquant par des dates précises et des faits bien établis les différentes étapes du développement cérébro-spinal de l'enfant.

Nous ne sommes plus réduits aux seules hypothèses et l'étude du syndrome infantile psycho-neuro-musculaire doit être considéré comme la base des travaux ultérieurs exécutés dans le sens.

J'ai pu constater que la persistance d'un des signes quelconques du syndrome infantile a toujours une signification et qu'il fallait en donner l'explication.

Nous savons ce qu'il advient de la persistance au delà des limites normales du signe de BABINSKI, de l'exagération des réflexes vers deux ou trois ans. Nous avons pu voir enfin la signification qu'il fallait attacher à la conservation des attitudes qui de physiologique devient pathologique. C'est un signe évident de suggestibilité et il y avait lieu d'étudier les rapports de cette suggestibilité pathologique avec la suggestibilité normale à la première enfance. On est ainsi plus en droit d'apprécier la valeur des hypothèses que l'on a émises sur la conservation du type infantile chez les hystériques.

COLLIN dans ce petit volume réunit nos connaissances sur les différents points. Je lui sais gré de ne point invoquer d'hypothèses, il se cantonne strictement sur le terrain des faits, et les faits qu'il a bien su observer. Ce livre vient à son temps pour fixer nos idées, grouper les connaissances éparses que nous possédons. Nul mieux que lui n'était à même de mener à bien ce travail; je suis heureux de présenter son livre au public médical.

Dr A. LESAGE,
Médecin de l'Hôpital Hérold.

Paris, 14 juin 1913.

LE
DÉVELOPPEMENT DE L'ENFANT

AVANT-PROPOS

Si l'on s'en rapporte aux statistiques les mieux établies, on apprend que les enfants de l'un et l'autre sexe ont leur première incisive médiane inférieure entre 5 et 6 mois, qu'ils marchent seuls à 12 ou 13 mois, qu'ils disent les premiers mots compréhensibles à peu près à pareille époque et qu'une éducation bien comprise les habitue à ne plus uriner au lit vers 18 mois environ.

Nous sommes pleinement d'accord avec les auteurs classiques sur ces différents points, et l'étude qui va suivre a pour but d'apprécier le pronostic que l'on devra porter dans les cas où les grandes fonctions que nous venons d'énumérer ont subi : un retard général, une avance générale, ou un retard et une avance électifs.

En dehors de ces notions pratiques qui seront données

au médecin par l'entourage et qui ne nécessiteront pour
être acceptées que la rigueur d'un interrogatoire bien
conduit, nous avons recherché systématiquement l'état
du développement du système nerveux spinal et cépha-
lique par la persistance ou le précoce démembrement
des parties constituantes du syndrome infantile normal
psycho-neuro-musculaire (1).

L'apport d'un fait nouveau (conservation physiologique des attitudes jusqu'à 2 ans 8 mois), le groupement
des faits connexes : extension physiologique de l'orteil
et exagération physiologique des réflexes tendineux que
nous avons étudiés dans le travail cité, donnent du
poids à l'appréciation du stade de développement
neuro-musculaire auquel se trouve un enfant. Les
méthodes d'exploration exposées dans ce travail permettent de confirmer ou d'infirmer les opinions parfois mal fondées des personnes qui vivent avec lui, et
l'ensemble des observations où le démembrement anormal du syndrome infantile peut être constaté permet
d'incriminer des causes, toujours les mêmes, qui
semblent avoir frappé la cellule à sa première division ou aux premières heures de son développement.
Cette tare sera très forte ou très légère en passant
par tous les intermédiaires; ce sont ces différentes
modalités cliniques que nous étudions à la lumière des
travaux antérieurs et avec l'appui d'observations nombreuses. Par ces observations, nous croyons, en nous

---

(1) André Collin, *Le syndrome infantile normal psycho-neuro-musculaire.* (Thèse de Paris, 1912. Steinheil.)

plaçant au point de vue strictement pratique, être en droit de porter sur l'avenir mental et moteur des enfants un pronostic étayé sur la constatation de leur avance ou de leur retard, sur l'examen du stade de développement de leur système nerveux à un âge donné, sur les rapports entre leur bon aspect apparent et les perturbations dans l'établissement des dites fonctions : tel enfant ne parle pas, ne marche pas à 2 ans 1/2, les parents s'inquiètent à juste titre. Que doit-on leur répondre?

Tel autre enfant étonne l'entourage par une précocité générale; incidemment le médecin en est averti. Doit-il partager l'enthousiasme de la famille et admirer sans réserves le fonctionnement précoce de ce petit être?

Alors que les graves cas de retard ont été étudiés avec détail chez des enfants un peu plus âgés, que les idioties qui en forment le terme ultime ont été classées suivant leurs degrés, il nous semble que l'attention des auteurs a été peu sollicitée par les retards légers électifs et que la précocité n'a jamais attiré leur curiosité au point de leur suggérer une étude systématique de cette manière d'être.

Cependant, ces deux anomalies sont deux branches différentes d'un même tronc; lorsque nous passerons en revue les causes héréditaires et personnelles responsables, nous verrons que dans l'un et l'autre cas ces mêmes causes se retrouveront; nous verrons qu'alors qu'un retard léger est d'un pronostic bon, la précocité flatteuse, brillante est beaucoup plus souvent suspecte; cette jeune plante qui a poussé trop vite a reçu une

excitation dont les premiers effets paraissent fort en-
viables, mais par laquelle l'avenir de la cellule elle-même
est compromis.

A l'asile, à la pouponnière nous avons pris des observations : ici c'est un dément précoce définitivement
touché qui, à 2 ans, étonnait son entourage, qui marchait à 7 mois! Là, c'est un débile apte seulement
aux gros travaux de la terre qui a marché à 4 ans, parlé
à 5 ans, uriné au lit jusqu'à 15 ans.

Et si, lorsque ces états sont confirmés, notre thérapeutique est impuissante, n'est-il pas logique d'espérer
que, lorsque le système nerveux parallèlement à tout
l'organisme subit son évolution avancée ou retardée,
un diagnostic précocement posé pourra permettre dans
beaucoup de cas une thérapeutique active, pourra
commander dans d'autres cas une éducation spéciale,
pourra renseigner enfin les parents sur l'avenir réservé
à leur enfant et leur éviter les lourdes charges et les
déboires qu'entraîne l'éducation des grands arriérés.

Il n'est donc pas sans intérêt de pouvoir répondre
au sujet d'un enfant de 2 ans 1/2 : « Ce retard de parole,
ce retard de marche, ce retard de dentition ne sont
que passagers; vous aurez oublié d'ici quelques années
que votre enfant a subi ce retard », et de pouvoir
répondre dans d'autres cas : « Il faut établir une thérapeutique active », car ici le même symptôme doit être
interprété différemment; ce retard est témoin d'un trouble
profond du système nerveux.

La connaissance des fonctions des glandes endocrines et l'opothérapie qui, logiquement, s'opposait aux insuffisances de leur fonctionnement, ont permis, dans les retards constatés précocement et même à un âge plus avancé, d'isoler des formes dont le myxœdème peut être considéré comme le type. Le groupe d'enfants retardés dont nous avons l'intention de détailler l'histoire clinique ne semble pas devoir son trouble de développement à une insuffisance des glandes endocrines. Comme nous essayerons de le démontrer, c'est la cellule elle-même *ab ovo* qui, par ses caractères propres, est insuffisante, et si les glandes endocrines jouent un rôle, si les maladies infectieuses des premiers jours de la naissance jouent un rôle, si les traumatismes légers et les infections jouent un rôle, c'est que la cellule était particulièrement fragile et qu'elle n'était point suffisamment armée pour mener à bien la lutte pour la vie. Il apparaît donc dès maintenant que l'on puisse isoler du nombre des enfants retardés ceux pour lesquels l'opothérapie la mieux conduite n'amène aucune amélioration; ils sont faciles à mettre en comparaison avec les myxœdémateux, que quelques mois de traitement transforment. Pour les premiers il s'agit d'une insuffisance de la cellule nerveuse, grave ou bénigne, qui se traduira par le *retard simple essentiel*, ce mot étant pris dans toute la force de son acception; ainsi se trouvent éliminés les retards dus aux infections graves qui laissent après leur passage des cicatrices et des adhérences cortico-méningées.

L'anatomie pathologique des cas auxquels nous faisons allusion n'a jamais montré sous le microscope de lésions fines ou grossières qui puissent expliquer les insuffisances fonctionnelles que la clinique avait constatées.

Nous espérons, dans le travail qui va suivre, pouvoir légitimer cette étiquette clinique en différenciant les cas qui répondront à notre description de toutes les autres formes de retard.

Un pronostic, une thérapeutique, différents légitimeront, nous osons l'espérer, cette forme spéciale d'anomalie de développement qui se traduit par de la précocité ou du retard.

PREMIÈRE PARTIE

SÉMÉIOLOGIE CRITIQUE DU RETARD DE DÉVELOPPEMENT

Au début de cet ouvrage, nous ne saurions trop insister sur le fait que nous ne nous occupons pas ici d'enfants présentant de grossiers caractères somatiques d'insuffisance de développement. Nous ne trouverons point chez les enfants qui nous intéressent de malformations physiques qui, d'emblée, sont une signature pathologique. Bien au contraire, ils se présentent, à première vue, comme des enfants tout à fait bien constitués, et seuls, l'insuffisance fonctionnelle de tel ou tel appareil, le retard dans l'établissement des grandes fonctions somatiques et psychiques inquiètent les parents qui font bien remarquer que l'enfant paraît sain et bien constitué; ils trouvent ce retard inexplicable.

En tenant compte des variations individuelles et familiales, pour lesquelles on accordera une latitude suffisante de deux ou trois mois, tout examen d'enfant en

retard sera basé sur trois points principaux : dates
d'apparition des dents, de la marche et de la parole,
établies en collaboration avec la nourrice ou la famille,
et sur d'autres points de clinique ressortissant à l'expérience du médecin seul : étude des réflexes tendineux
et cutanés, étude des syncinésies, recherche de la conservation des attitudes, appréciation de la valeur d'une
incontinence nocturne d'urine.

LES DENTS

Il y a un double intérêt à s'occuper de l'apparition des
dents chez les enfants : leur apparition précoce ou tar-
dive est. en elle-même, une indication précieuse du fonctionnement général de tout l'organisme, et, de plus,
la grande perturbation physiologique apportée par
l'éruption dentaire peut être une pierre de touche
pour connaître la force de résistance du jeune être.

Les statistiques nous apprennent que les incisives
médianes inférieures sont les premières en date et
qu'elles apparaissent, en prenant les dates extrêmes
citées par les auteurs (1), entre quatre et sept mois.
Les autres dents se montrent ensuite régulièrement
de façon à ce que l'enfant ait ses vingt dents à deux
ans environ. Nous attachons de l'importance surtout
à l'apparition de la première dent, car on sait l'influence
attribuée par les auteurs aux fautes d'hygiène alimentaire
sur la date d'apparition des autres dents.

(1) MARFAN, *Traité de l'allaitement*, p. 311. — D'ESPINE et PICOT,
Traité pratique des maladies de l'enfance, p. 20. — LESAGE, *Maladies du
nourrisson*, p. 256.

Les variations de quatre à sept mois que nous avons signalées comme données par les auteurs nous paraissent laisser une marge suffisante pour qu'en deçà et au delà la question de la précocité ou du retard puisse se poser.

Pouvons-nous demander à l'étude de la dent de lait sortie de son alvéole une indication précise sur les causes qui ont retardé son apparition? Ou devons-nous n'attacher d'importance qu'à la date d'apparition et ne considérer les malformations et les érosions dentaires que comme un stigmate de déchéance de l'individu, stigmate commun et non spécifique ? L'opinion très autorisée de Galippe est que les anomalies dentaires n'ont pas de caractères spécifiques; elle est exprimée à plusieurs reprises dans la revue de Stomatologie.

La façon même dont la dent fait son éruption et les signes qui l'accompagnent doivent être soigneusement recherchés et critiqués par le médecin.

Les convulsions d'origine dentaire existent-elles? Tour à tour on a rendu les dents responsables de toutes les maladies du nourrisson, puis elles n'ont plus eu le droit de jouer aucun rôle dans sa pathologie. Ainsi, D'ESPINE et PICOT (1) admettent que le travail de la dentition augmente la susceptibilité du tube digestif et du système nerveux, mais ne suffit jamais à lui seul à expliquer une forte fièvre ou une convulsion.

Notre avis et celui des maîtres dont nous avons suivi l'enseignement est que la convulsion d'origine dentaire existe. On connaît les travaux intéressants de

_____

(1) D'ESPINE et PICOT, *Traité des maladies de l'enfance*, p. 20.

Jacquet chez l'adulte, sur la possibilité d'excitation nerveuse par des dents cariées ou mal plantées, et les beaux succès qu'obtint cet auteur dans le traitement des pelades en faisant systématiquement soigner les dents des peladiques.

Faut-il admettre que ces convulsions d'origine dentaire ne surviennent que chez certains prédisposés?

Suivant les époques, les explications que l'on fournissait aux phénomènes pathologiques tenaient exclusivement compte de la cause, ou exclusivement compte du terrain. Beaucoup d'autres phénomènes étaient considérés comme normaux qui, plus tard, devaient être considérés comme pathologiques, et si la question est facile à résoudre pour les convulsions, fussent-elles d'origine dentaire, les statistiques démontrant que le nombre d'enfants qui y échappent est suffisant pour que ceux-ci soient considérés comme normaux, il est intéressant de rapprocher cette question des phénomènes névropathiques de la grossesse, tels que les vomissements. Considérés pendant longtemps comme des incidents physiologiques, ils doivent aujourd'hui être relégués au nombre des incidents pathologiques, ainsi que l'a très bien montré Beloux dans sa thèse (1).

Les convulsions dites d'origine dentaire doivent donc bien dépendre de la cause qui les produit, mais, le gros événement physiologique de l'éruption dentaire, quelle que soit la gravité des accidents locaux qu'il occasionne, ne saurait, à notre avis, suffire à créer chez des sujets qui ne soient point des prédisposés, des convulsions.

(1) Beloux, *Thèse Paris.*

LA MARCHE

On sait que la marche est un acte physiologique complexe, ayant pour facteurs l'équilibration, la coordination des mouvements, le sens musculaire, la progression, etc., et exigeant la mise en œuvre et l'association du cortex cérébral, de la moelle, du cervelet et même de l'oreille interne (équilibration). La marche ne s'établira donc que quand le système nerveux sera à un certain stade de son développement, stade qui correspond à l'harmonie parfaite entre les éléments du névraxe. On sait que chez le nourrisson les essais de marche ont une allure spasmodique due à la prédominance de l'action de la moelle sur celle du cerveau.

On comprend ainsi l'importance de la date des premiers pas puisqu'elle peut nous donner des indications sur l'état de développement du système nerveux.

BETCHEREW (1) a démontré que « les cobayes présentent, dès la naissance, un faisceau pyramidal complètement myélinisé et qu'à ce développement parfait et précoce des voies motrices correspond l'exercice parfait et précoce de la motilité volontaire ».

CESTAN (2) insiste sur « le parachèvement de la voie

---

(1) BETCHEREW, in DUPRÉ et MERKLEN (p. 10) : *La débilité motrice dans ses rapports avec la débilité mentale et l'insuffisance pyramidale physiologique du premier âge.* (XIXe Congrès des aliénistes et neurologistes, Nantes, 1909.)

(2) CESTAN, in DUPRÉ et MERKLEN, p. 9 : *La débilité motrice dans ses rapports avec la débilité mentale et l'insuffisance pyramidale physiologique du premier âge.* (XIXe Congrès des aliénistes et neurologistes, Nantes, 1909.)

cortico-médullaire, qui varie probablement avec chaque individu, puisque le début de la marche varie aussi avec chaque individu, tout désordre pathologique mis à part ».

En accordant une latitude de trois ou quatre mois pour ces variations individuelles, nous dirons que, pour rester dans les limites normales, un enfant doit commencer à marcher entre 11 mois et 13 ou 14 mois.

C'est aux renseignements des parents que l'on doit s'en tenir pour être fixé sur l'âge auquel l'enfant a fait ses premiers pas. Il faudra pousser l'interrogatoire avec précision pour éviter de considérer comme premiers pas les titubations appréciées avec indulgence et orgueil par les parents. La fonction sera considérée comme établie lorsque l'enfant aura pu seul, sans appui d'aucune sorte, faire au moins quatre ou cinq pas : il ne s'accroche plus aux meubles pour aller d'un point à un autre, suivant l'expression populaire : « l'enfant s'est lâché ».

LE LANGAGE

L'examen psychiatrique du langage de l'enfant ne devra être pratiqué qu'après que l'on se sera assuré du bon fonctionnement de l'ouïe (sourds-muets, entendants-muets). Dans la plupart des cas, l'examen de l'ouïe sera très facile, le claquement des doigts, le tic-tac d'une montre, le bruit fait à l'ouverture d'une porte donneront des renseignements suffisants.

Si un doute subsiste sur l'intégrité du fonctionnement auditif, un examen spécial de l'oreille devra être pratiqué.

Lorsque cette importante cause d'erreur sera éliminée, on pourra commencer l'examen psychiatrique proprement dit du langage.

Le langage passe par différents stades. On ne peut considérer comme du langage, les modifications des sons laryngés, tels que : *ei, ai, eu, aia, eu, eu ge, at, ta...* (gazouillement de Meumann) que Cramaussel (1) note depuis les débuts de l'articulation (6 mois 1/2) jusque vers la fin de la première année. Il constate, d'accord avec Woond, que le « langage enfantin apparaît avant d'avoir rien à exprimer, mais peu avant le moment où l'enfant en a besoin pour exprimer une idée » (p. 110).

Dans un premier stade l'enfant répète plus ou moins habilement les sons perçus. Dès ce moment il importe de faire le diagnostic entre le langage psittacisant pur et le langage correspondant à une idée. Certains enfants, pendant un temps plus ou moins long, répètent d'une façon parfaite des mots et des lambeaux de phrases qui, pour eux, n'ont aucun sens. Leur langage parlé paraît extrêmement en avance sur le langage compris, alors que chez l'enfant normalement développé le contraire est la règle. Stern (2) dit que, chez sa fille, il y aurait trois fois plus de mots compris que parlés.

Cotard (3), élève de Séglas, a fait une étude particulièrement documentée du *psittacisme* qui consiste dans l'emploi de mots vides de sens. Il distingue deux psittacismes : l'un primitif et l'autre secondaire; le primitif doit seul nous occuper ici. Le terme le plus

(1) Cramaussel, *Le premier éveil intellectuel de l'enfant*, p. 106. Alcan, 1911.
(2) Stern, in Cramaussel, p. 113.
(3) Cotard, *Le psittacisme*. (Thèse de Paris, Steinheil, 1909.)

élevé du psittacisme est l'écholalie; nous avons vu des enfants incapables de formuler un désir, d'exprimer spontanément un mot, répéter en écho des phrases dites devant eux. Il est évident que, dans cette variété de langage, la mémoire et la phonation sont seules mises en jeu. Il faudra donc se méfier, surtout chez le tout jeune enfant, de prendre pour un langage établi ce qui n'est que la modulation de sons entendus. Cette écholalie est, très souvent, l'apanage de l'idiot; il peut arriver cependant que certains enfants, par paresse intellectuelle et sans graves défauts de l'intelligence, gardent pendant quelque temps, ce mode de langage. Nous ne voulons pas porter ici un pronostic sur ce mode de début du langage, mais simplement attirer l'attention sur ce fait que la répétition de sons ne doit être considérée que comme l'indice du stade de gazouillement du langage et qu'elle permet d'inférer que l'enfant n'est ni sourd, ni muet, sans que l'on puisse dire qu'il s'exprime. On ne peut, en effet, faire aucune différence entre l'enfant de 9 ou 10 mois qui répète plus ou moins habilement les mots : « papa, maman, mener, attends » et l'enfant un peu plus âgé qui, d'une façon distincte, répétera exactement la phrase dite, telle que : « mange ta soupe... bois ton lolo... on va promener... »

Le petit A. B. depuis l'âge de 13 mois répète la fin des phrases, il fait de lents progrès et répète, à 1 an et 5 mois, des phrases de trois ou quatre mots. Il est absolument incapable, *malgré le nombre de mots dont son vocabulaire semble riche*, de comprendre un ordre, de formuler une phrase, un mot, qui soient l'expression spontanée de ses désirs, même les plus vifs.

Dans le second stade, l'adaption entre la pensée et le langage se dessine; on peut voir se former le double courant dont l'union fera le langage parfait. L'enfant répète encore des mots qu'il ne comprend pas, mais, d'autre part, le désir d'exprimer ce qu'il voit, ce qu'il sent, ce qu'il veut, lui fait produire des mots, tantôt cadrant avec ceux qu'il a appris, tantôt s'écartant de ceux-ci, tantôt enfin complètement différents et personnels, dus le plus souvent à une association d'idées fugace et à peu près impossible à retrouver : « On a dit devant M., au moment où on entendait derrière le mur du jardin le grondement d'une automobile mise en marche : « Le voisin part en voyage ». Dès lors « voyage » déformé et devenu « viase » a pris pour elle la signification de quelque chose de remuant, de mystérieux, d'effrayant. Elle nomme « viase » une bête, probablement un lézard entrevu dans les buissons » (1).

Dès cette seconde étape le langage est formé, les progrès se feront assez rapidement. La répétition des actes fixera le mot à l'image. La répétition des besoins fixera l'image au mot.

C'est en général vers 18 mois que le langage ainsi compris peut être considéré comme établi; cependant le second stade indique que tous les éléments constitutifs du langage sont déjà mis en jeu; c'est un peu plus tôt, vers 14 mois, que les enfants associent le mot à l'image et, plus ou moins adroitement, extériorisent leur pensée par un langage compréhensible pour les parents. L'écart qui peut exister entre cette période du langage et la

(1) Cramaussel, *loc. cit.*, p. 123.

période suivante pour laquelle il n'y a plus à réaliser que des progrès d'addition, tient à toute une série de qualités intellectuelles, d'une part : intérêt, intelligence proprement dite, et d'autre part à l'intensité de l'éducation qui cherche, par la répétition du mot et par la production d'associations d'idées, à activer la formation du langage apparu à l'état embryonnaire.

Le médecin qui voudra se rendre compte de la faculté de parler de l'enfant sera renseigné dès le second stade et il n'aura qu'à chercher si quelques mots, pris parmi les mots usuels, et variables avec la condition sociale des parents, sont prononcés à bon escient et si, comme nous l'avons déjà dit, le fait de les entendre prononcer par autrui éveille l'idée de la chose chez l'enfant.

L'examen psychiatrique après cette première constatation devra s'inspirer de toutes les connaissances que nous avons du langage chez les aphasiques; si les progrès sont lents à venir, il faudra voir si un certain nombre de mots n'éveillent aucune idée et s'il n'y a point de surdité verbale élective ou si, d'autres mots n'étant pas prononcés par l'enfant, celui-ci n'a point de difficultés considérables, par psellisme ou par blésité légère, à prononcer les mots qui ne font pas encore partie de son vocabulaire.

EXAMEN NEURO-MUSCULAIRE

A la suite de recherches entreprises dans les hôpitaux d'enfants, et notamment à l'hôpital Hérold où la bienveillance de notre maître LESAGE nous a facilité les travaux et les recherches d'une façon dont nous ne saurions jamais lui être assez reconnaissant, nous avons pu établir que les enfants jusqu'à 2 ans 8 mois environ ont une facilité toute spéciale pour conserver les attitudes qu'on leur donne, et cela pendant un temps très long, sans manifester de fatigue. Les différentes publications (1) que nous avons fait paraître indiquent la manière de rechercher ce phénomène en évitant de donner à l'examen l'aspect rébarbatif d'une exploration clinique. Ce phénomène, que nous avions constaté presque fortuitement, a pris à nos yeux une importance assez grande pour que nous puissions, dans notre thèse, lui donner une place au même titre que celles que nous avons accordées aux faits les mieux établis : réflectivités cutanée et tendineuse.

On sait combien les enfants aiment à changer de place, à se mouvoir, avec quelle facilité ils obéissent à leurs moindres désirs; le fait qu'ils conservent les attitudes données pendant un temps très long est donc digne de remarque. Il prend un intérêt capital, d'une part, à cause des phénomènes qui l'accompagnent au même stade de développement neuro-musculaire, d'autre part, parce qu'il est impossible à reproduire, par éducation ou par ordre, chez les enfants d'un âge voisin lorsque physiologiquement l'aptitude à conserver les attitudes données n'existe plus. Sciemment, nous n'avons pas voulu donner d'explication pathogénique; cependant, l'âge auquel on peut observer cette résistance à la fatigue, les conditions anatomo-pathologiques

---

(1) LESAGE et COLLIN, *Résistance à la fatigue chez l'enfant au-dessous de 2 ans et demi.* (*Arch. méd. des enf.*, juin 1911.)
ANDRÉ COLLIN, *Procédés de recherche de la résistance à la fatigue chez l'enfant.* (*Gaz. des hôp.*, 20 juin 1911, n° 69.)

qui l'accompagnent nécessairement et qui se modifient alors qu'il disparaît permettent de supposer qu'il est dû à une manifestation de la suggestibilité bien connue de l'enfant, celle-ci se trouvant servie par l'état spasmodique neuro-musculaire, dernier vestige de la manière d'être du nourrisson : suggestibilité et spasticité musculaire sont donc les deux conditions qui réalisent ce phénomène que nous avons différencié de l'obéissance simple, de la catatonie et des états cataléptoïdes que les auteurs allemands (EBSTEIN) avaient décrits dans les cas de rachitisme grave. Nous ne saurions trop répéter que ce qui donne de l'importance à cette manifestation de résistance à la fatigue, c'est le petit laps de temps (un an six mois) à deux ans huit mois) pendant lequel elle peut être mise en évidence, et c'est la constance avec laquelle on la retrouve chez les enfants des deux sexes et du même âge.

L'examen de l'enfant, à ce sujet, se fera avec douceur et sans que l'on ait averti au préalable l'entourage; on évitera de parler, on évitera de regarder trop fixement l'enfant. Ces conditions élémentaires de clinique psychiatrique étant bien observées, on placera les deux bras de l'enfant dans la position des bras tendus, ou en avant dans la position de l'extase, et après quelques instants, on abaissera l'un des bras par une impulsion directe, l'autre bras suivra ou ne suivra pas le mouvement. Chez tous les enfants normaux, après 2 ans 8 mois, la chute des deux bras est la réaction habituelle à l'impulsion unilatérale, alors que chez tous les enfants normaux entre 1 an 6 mois et 2 ans 8 mois seul le bras qui a reçu l'impulsion s'abaisse. Si l'on a quelque doute sur la façon dont l'enfant a réagi, il faudra, avant de considérer l'expérience comme tout à fait positive, s'assurer qu'après l'abaissement du premier bras, aucun mouvement de baisser le second bras n'a été dessiné à l'épaule et que ce n'est pas par hésitation, par désir de bien faire, par ignorance de ce qu'on lui demande, que l'enfant a fait effort pour garder le bras en l'air. On continuera l'examen de l'enfant sans sembler prendre garde à la façon dont il tient le bras, on distraira son attention, par exemple, en lui faisant regarder une personne placée derrière lui, en lui tendant un objet que, dans les cas positifs, il prendra avec la main que l'on a abaissée. *Il semble avoir oublié que son bras est en l'air* (1).

Cette manière d'être physiologique jusqu'à 2 ans 8 mois (puisqu'elle est commune à tous les enfants avant cet âge) prend à nos yeux une signification particulière lorsque nous la trouvons chez des enfants de 3 à 4 ans : elle indique alors qu'il y a un retard de développement; elle peut être isolée ou accompagnée d'autres signes dénotant eux aussi que le développement ne se fait que lentement. Nous verrons plus tard quelle signification doit lui être attribuée, suivant qu'elle est accompagnée ou non d'autres signes.

Nous examinerons ensuite l'état des réflexes tendineux et cutanés. On sait que le nourrisson réagit à la percussion des tendons avec brusquerie et vivacité; tous les réflexes tendineux sont exagérés et les nombreux travaux qui ont paru sur cette question tendent à

---

(1) Nous saisissons l'occasion de remercier le professeur IBRAHIM, de Munich, d'avoir distingué sous le nom de *Collinsches Phänomen* ce signe du bras. IX, *Nervensystem*, p. 517, 1912.

accepter comme pathogénie que la moelle développée avant le cerveau ne subit que plus tardivement le pouvoir frénateur de celui-ci.

Dupré et Merklen (1) constatent l'insuffisance normale du développement du cerveau moteur avec ses dépendances pendant la première enfance où le nourrisson représente un débile mental et moteur physiologique. Crock, dans son rapport au Congrès de Limoges, montre bien que « l'hypertonie congénitale » ou acquise est en relation avec l'insuffisance ou la lésion des voies longues et la prédominance et la réintervention des voies courtes.

La recherche du réflexe cutané plantaire, difficile chez les nourrissons, se fait plus facilement chez les enfants de 2 ou 3 ans. On sait que l'extension du gros orteil avec éventail des petits orteils lorsqu'on excite le bord externe de la plante du pied est normale chez le tout jeune enfant. Lery a entrepris ces recherches avant les nôtres et conclu que l'extension de l'orteil est normale jusqu'à 10 mois. Après l'avoir recherchée chez un nombre considérable d'enfants, nous l'avons trouvée normale jusqu'à 2 ans et quelques mois. Dans cet examen, il faut se mettre en garde contre la cause d'erreur constituée par les mouvements de défense qui se font tantôt en extension, tantôt en flexion.

Chez le nourrisson nous nous servons habituellement de la pointe d'un crayon pour exciter le bord externe du pied et nous complétons cette recherche par les méthodes d'Oppenheim et de Gordon. Lorsque le résultat nous paraît douteux ou difficile à obtenir, nous tâchons de

---

(1) Dupré et Merklen, *Débilité motrice*. (XIXᵉ Congrès des aliénistes et neurologistes, Nantes, 8 août 1909.)

surprendre l'enfant distrait par un aide, et il nous a semblé que, pour les enfants un peu plus âgés, on diminue l'intensité des mouvements de défense en mettant la cheville du côté examiné sur le genou de l'autre côté. L'expérience peut et doit être répétée plusieurs fois, à de longs intervalles cependant, pour éviter les causes d'erreur tenant à la diversité des mouvements que peut faire un enfant soumis à un examen médical.

Les *syncinésies* dont le nom est dû à VULPIAN auraient été décrites par CHARLES BELL en 1822, pour la première fois, dans une étude sur les mouvements associés automatiques. En 1864, JACCOUD (1) les définit : « Tout mouvement involontaire s'associant à un mouvement volontaire ».

Et nous devons à STRŒHLIN (2) une excellente étude sur les syncinésies dans différents états pathologiques. COURCHMANN reconnaît aux syncinésies un type infantile dans lequel le mouvement associé apparaît lors du premier mouvement et diminue par l'éducation et un type de fatigue où les syncinésies apparaissent après un exercice prolongé. Jusqu'à 9 mois environ les mouvements sont symétriques et bilatéraux. Les mouvements associés diminuent jusqu'à 21 mois, et à 3 ans les mouvements sont nettement unilatéraux (3).

Au Congrès de Moscou, DUPRÉ (4) prouve que les mouvements des membres supérieurs pendant la marche ne sont pas dus à la transmission mécanique des mouve-

---

(1) JACCOUD, *Paraplégie et ataxie du mouvement*, 1864.
(2) STRŒHLIN, *Les syncinésies*. (Thèse de Paris. Steinheil, 1911.)
(3) STRŒHLIN, *loc. cit.*, p. 23.
(4) DUPRÉ, *Origine ancestrale et signification quadrupède des mouvements des bras dans la marche humaine.*

ments du corps, mais à des contractions musculaires actives.

La recherche des syncinésies donnera des renseignements chez l'enfant qui a dépassé l'âge où les syncinésies sont physiologiques. Strœhlin nous donne une série de moyens pour les rechercher; ce sont ceux que nous employons habituellement : fermeture énergique de la main sur un doigt; flexion de l'avant-bras sur le bras avec opposition à ce mouvement. On observe alors, lorsque l'enfant fait un effort, dans l'un et l'autre de ces cas, qu'une contraction se dessine dans le membre opposé. Pour que la syncinésie pathologique soit admise, il faut que le mouvement soit particulièrement net, car il est normal, à tout individu faisant un effort, d'esquisser un mouvement du côté opposé. Les syncinésies chez le jeune enfant, beaucoup moins faciles à mettre en évidence que chez les hémiplégiques où elles ont été le plus étudiées, ne devront être considérées comme positives et devant entraîner un diagnostic et un pronostic spéciaux que lorsque, nous le répétons, l'intensité du mouvement fait du côté opposé sera très voisine de l'intensité de l'effort musculaire fourni du côté sollicité et qu'elle sera proportionnée à l'effort. Les caractères des mouvements associés qu'on trouvera chez les enfants non atteints d'hémiplégie sont : 1° *d'être prédominants d'un côté du corps*, 2° *de ne pouvoir être supprimés par la volonté.*

ÉNURÉSIE

Les soins réguliers, l'intelligence des nourrices ont une influence considérable sur l'avènement de la période de propreté nocturne et peuvent rendre les enfants propres cinq ou six mois plus tôt. C'est vers 18 mois en général que les enfants « deviennent propres ». Au delà de cet âge, les réserves étant faites pour l'intelligence des soins donnés, l'incontinence nocturne d'urine devient pathologique. MERKLEN (1) a isolé un type d'incontinence d'urine liée à une insuffisance de développement du faisceau pyramidal. Nous-même avons repris l'étude de l'énurésie (2) et nous nous sommes attaché surtout à faire le diagnostic des différentes incontinences d'après leurs caractères cliniques et les signes qui les accompagnent. Pour l'enfant en retard, une seule forme d'incontinence d'urine se retrouve d'une façon constante : c'est l'énurésie hypogénésique décrite par MERKLEN (3). Elle a pour caractères : 1º d'être constante, toutes les nuits, sans aucune période de propreté, et de se prolonger jusqu'à un âge avancé, 10, 12, 16 ans; elle est très rebelle à la thérapeutique et cesse spontanément. 2º Elle s'accompagne d'autres signes de débilité motrice.

Cette incontinence d'urine, pour avoir toute sa valeur clinique, devra, de par ses caractères, être différenciée des incontinences dues à d'autres causes; nous avons en vue ici l'énurésie due à des troubles gastro-hépatiques. Celle-ci est intermittente, n'apparaît guère que vers l'âge de 3 ou 4 ans, après une période de pro-

(1) MERKLEN, *De l'énurésie hypogénésique des enfants. L'énurésie élément du syndrome de débilité motrice d'inhibition.* (*Bull. de la Soc. de Pédiatrie,* juin 1909.)

(2) ANDRÉ COLLIN, *Contribution à l'étude de l'énurésie dite essentielle. Le type infantile prolongé. La forme digestive, la forme émotive. Importance des modifications du sommeil dans tous ces cas.* (*Gaz. des Hôpit.,* 30 nov. 1911, nº 136.)

(3) MERKLEN, *loc. cit.*

preté, ne s'accompagne pas toujours de signes de débilité motrice et cède rapidement au traitement digestif. Si les enfants, dans ce cas, ont des parentés nerveuses évidentes, mais lointaines, ils ne doivent pas être confondus avec ceux qu'une insuffisance fonctionnelle congénitale frappe de cet inconvénient d'une façon régulière et durable.

Pour accepter donc que l'incontinence nocturne d'urine est bien liée à une insuffisance de développement et doit être mise sur le compte d'une hypogénésie, il faudra éliminer toutes les autres causes connues d'incontinence d'urine. Elles sont réunies dans une excellente monographie du Dr COURTADE (1). Les oxyures, les phymosis, les vulvites, etc., l'extrême émotivité qui crée l'incontinence de jour et de nuit, les troubles gastro-intestinaux seront reconnus et respectivement traités, et ce n'est qu'après que l'on se sera assuré qu'ils ne sont point fautifs que l'on pourra conclure, à l'aide des symptômes précités : « l'incontinence nocturne d'urine est bien hypogénétique ». Il est bien entendu que les incontinences d'urine, quelles que soient leurs causes, dénotent chez le malade une hérédité psycho-névropathique nette, mais il y a lieu de bien séparer en clinique les différentes formes d'incontinence d'urine, car, en nous plaçant au point de vue qui nous intéresse, à savoir la gravité de l'atteinte du névraxe, les unes traduisent une atteinte très légère et la responsabilité de leur production incombe surtout aux causes occasionnelles, les autres paraissent être tout à fait indépen-

(1) COURTADE, *De l'incontinence d'urine chez les enfants et en particulier de l'incontinence nocturne dite essentielle.* (*L'Œuvre méd. chir.,* **22 sept. 1911, n° 65.**)

dantes des différentes causes occasionnelles que l'on aurait pu invoquer, l'atteinte du névraxe dans ce cas est beaucoup plus considérable.

Un enfant de 5 ans vient à l'hôpital pour incontinence nocturne d'urine. Nous apprenons qu'il n'a jamais cessé d'uriner au lit, il a parlé tard, il a marché tard, il donne beaucoup de signes de débilité motrice. Toutes les nuits, une fois, deux fois, il mouille son lit. On l'a opéré d'un phimosis, on a réduit sa quantité de boisson, on a agi par persuasion, on l'a corrigé; depuis qu'il est au monde, rien n'a été changé; il urine toujours une ou deux fois par nuit. Son hérédité est chargée : hérédité similaire; le père a uriné au lit jusqu'à 16 ans; hérédité toxique, la mère est une bacillaire. Sur les cinq frères et sœurs, l'un est imbécile et un autre épileptique.

Dans ces cas, on peut donner à l'incontinence nocturne d'urine une grosse valeur dans le tableau de tous les signes du retard, elle correspond bien à la forme hypogénétique de MERKLEN; l'évolution mentale et motrice de l'enfant menace de n'être point parfaite.

Combien est différente l'observation de cette seconde forme d'incontinence d'urine que nous avons isolée sous le nom de *forme gastro-hépatique ou forme digestive.* Voici une petite fille de 5 ans qui vient consulter parce que depuis trois mois elle urine au lit toutes les nuits régulièrement. Avant de procéder à son examen, nous apprenons par les parents que c'est la troisième fois depuis l'âge de 3 ans qu'elle a des périodes d'incontinence nocturne d'urine, séparées par de longs intervalles « de propreté ». Nous apprenons d'autre part que son hérédité est fort peu chargée; peut-être pourrait-on accuser sa mère d'être névropathe, comme elle se plaît elle-même à le dire; le père est un ouvrier menant un existence régulière, il est bien constitué. Il y a deux autres enfants : un aîné et une puînée qui n'ont pas le même inconvénient. Elle est née à terme, elle s'est bien développée (1re dent, 7 mois; 1ers pas, 13 mois; peut-être aurait-elle parlé un peu tard : 17 mois). Elle a été propre vers 18 mois et jusqu'à 3 ans elle n'a jamais uriné au lit. A cette époque, l'énurésie s'installa au milieu d'un cortège de symptômes digestifs : le ventre était ballonné, les gaz intestinaux étaient nombreux, l'haleine fétide le matin, le sommeil était devenu très profond et l'enfant devenait très difficile pour son alimentation; elle se plaignait de maux de cœur et on ne la nourrissait qu'à grand'peine. Nous pûmes nous convaincre du rapport étroit qui existait entre l'incontinence d'urine et les troubles digestifs, l'un étant produit par l'autre; un traitement approprié eut raison en quelques jours de cette énurésie.

Les deux autres circonstances dans lesquelles elle urina au lit furent expliquées par des phénomènes analogues et elle fut guérie par le même procédé. Dans les deux cas, un changement brusque de régime avait amené ces troubles digestifs.

Que faut-il penser de la gravité de la tare nerveuse dont sont porteurs ces enfants atteints d'incontinence d'urine émotive, trépignant le jour pour aller uriner, urinant la nuit dans un demi-sommeil, debout sur leur lit, au même moment qu'ils demandent ou cherchent à atteindre le vase. Ces enfants, évidemment, sont atteints dans leur système nerveux, leur émotivité se manifeste sous bien d'autres formes; il faut savoir qu'ils bénéficieront grandement de l'isolement, qu'il faudra leur éviter tout surmenage et que ces petits êtres fragiles sont plus que tous autres sujets à devenir de précoces psycho-névropathes.

Nous ne parlons pas ici d'autres signes de retard de développement portant sur d'autres appareils, tels que : absence de fermeture des fontanelles, retard de la soudure des épiphyses aux diaphyses vérifié à l'écran, insuffisance de taille, de corpulence, chétivisme, nanisme, infantilisme... Nous discuterons ces symptômes à la place que leur assigne une étiologie connue.

Pour dire qu'un enfant de 2, 3 ou 4 ans est en retard dans son développement nerveux, nous nous en tiendrons, en évitant les causes d'erreur signalées, aux caractères que nous venons d'étudier : retard de l'éruption dentaire, retard dans l'établissement de la marche et de la parole, prolongation du syndrome infantile en tout ou en partie, prolongation des syncinésies et de l'énurésie.

PHASE DE TRANSITION

Certains enfants en retard présentent tous ces signes, mais il n'est pas rare de voir, dans d'autres cas, de nombreux signes manquer ou se présenter d'une façon différente suivant les jours. Ceci correspond à la phase de transition dont il faut connaître les surprises cliniques pour profiter des indications pronostiques précieuses qu'elle fournit.

Il est évident que cette phase de transition n'intéresse point le développement dentaire, non plus que le langage, mais on comprend l'importance qu'elle peut avoir lorsqu'on voit de grandes différences journalières dans la façon dont marchent les enfants : aujourd'hui l'enfant a fait deux pas sans se tenir, demain et les jours suivants il s'accrochera de plus belle aux meubles. Lorsque les périodes où il fait seul un ou deux pas sont éloignées, les parents ont une tendance à croire que les progrès de sa marche sont pour très longtemps retardés. Cette variabilité journalière n'acquiert d'importance que si c'est à l'occasion d'une maladie infectieuse que l'enfant cesse de faire des progrès. Il se peut qu'une infection agissant sur tout l'organisme retarde le développement du système nerveux qu'une fragilité constitutionnelle a davantage exposé.

Dans le cas contraire, ces alternatives ne comportent aucun pronostic fâcheux. L'époque où la fonction s'établira définitivement est toujours proche lorsque la tentative d'exécution a eu lieu, de si courte durée qu'elle ait été.

La phase de transition prend une plus grande importance dans l'étude du réflexe de BABINSKI et de la conservation des attitudes. Les variations sont journalières et, le plus habituellement, pendant cette phase, le côté droit et le côté gauche n'ont pas la même réflectivité. Tantôt l'orteil droit réagit en flexion à chaque incitation et tous les jours, l'orteil gauche réagissant tantôt en extension, tantôt en flexion. L'inverse peut se produire, à peu près dans les mêmes proportions. Tantôt enfin, l'orteil droit'et l'orteil gauche, suivant le moment où on les examine, suivant que l'enfant est un peu fatigué ou non, réagissent d'une façon ou de l'autre. Nous pourrions dire presque la même chose des syncinésies : on sait quelle importance ont la pathologie générale et la fatigue sur leur production.

Quant à la conservation des attitudes, la différence entre les deux côtés est, d'emblée, plus nette qué la différence suivant les jours. Peut-être verra-t-on une légère hésitation que le membre, pesant dans la position qu'il occupe, fait naître, peut-être verra-t-on sur quelques expériences les deux bras se baisser à l'impulsion unilatérale ou ne rester que quelques secondes dans la position donnée en tombant mollement comme dans le phénomène de la chute du bras (1); mais il est plus habituel de voir que les attitudes sont parfaitement conservées à gauche, alors qu'elles ne le sont plus à droite ou réciproquement.

Pendant quelques semaines l'enfant aura encore la facilité de garder un bras dans la position donnée alors que l'autre se baissera hâtivement, et cette différence entre les deux côtés paraît bien correspondre à une insuffisance de développement unilatéral, laissant une fragilité cellulaire plus grande de ce côté, car nous avons vu deux enfants de 6 et 7 ans atteints de chorée de SYDENHAM localiser les symptômes de la chorée sur le côté du corps dont le bras, deux ans auparavant, avait conservé les attitudes un an de plus que le membre opposé.

L'incontinence d'urine hypogénétique cesse en géné-

---

(1) MEIGE, *Phénomène de la chute des bras.* (Congrès des aliénistes et neurologistes de France. Vol. II, p. 59. Bruxelles, 1903.)

ral très brusquement. C'est le plus souvent un médicament nouveau, une gronderie, une promesse de récompense qui semblent être la médication victorieuse de ce phénomène pathologique désespérément long.

CARACTÈRES DIFFÉRENTIELS DES RETARDS
DE DÉVELOPPEMENT

IDIOTIES

Nous avons pris soin de dire que nous ne nous occupons point ici des enfants ayant d'apparentes et grossières malformations dont la constatation entraîne d'elle-même le diagnostic d'idiotie ou de grande imbécillité; cependant, ce diagnostic peut être difficile dans certains cas et mériter une plus longue discussion.

Le premier soin du médecin sera de rechercher, dans le cas où le plus grand nombre des signes de retard de développement sont constatés, si l'enfant qu'on lui présente n'est pas un idiot.

La question peut être subdivisée pour la résoudre plus facilement. Lorsque la gravité du retard moteur, l'absence totale d'éveil intellectuel pourront légitimement faire craindre l'idiotie, il faudra avec soin rechercher tous les signes physiques dont s'accompagnent les idioties qui ne sont point signées par une

macro ou microcéphalie et qui ne sont point accompagnées de graves malformations de la voûte palatine,
ou d'une hémiplégie, ou d'une paraplégie, etc.

Idiotie amaurotique. — Nous sommes donc en présence
de deux types d'idiotie possibles : l'un avec malformations de minime importance, l'autre sans malformation aucune. Malgré la rareté de cette variété d'idiotie,
il faut penser, lorsqu'un enfant qui paraissait promettre
dans les tout premiers mois de se bien développer
semble ne faire aucun progrès vers 8 ou 10 mois, à la
maladie familiale qu'ont décrite TAY et SACHS, dont
voici les caractères donnés par BABONNEIX dans le
livre d'HUTINEL (1).

Les troubles psychiques débutent dans les premiers
mois et progressivement vont jusqu'à l'idiotie. Les
extrémités inférieures perdent leur force et cette faiblesse progressive aboutit bientôt à la paraplégie; la
vue progressivement diminue jusqu'à la cécité complète par altération des nerfs optiques; la mort survient
enfin par cachexie et marasme vers la seconde année.
Cette maladie si grave a un caractère familial au premier chef; elle est rare, elle atteint la race juive de
préférence et paraît être, suivant l'opinion de SCHÆFFER,
un cas particulier de ce qu'EDINGER a décrit sous le
nom de « maladie nerveuse par usure ». Le tissu nerveux congénitalement friable verrait bientôt se substi-
tuer à lui le tissu névroglique. Lorsque la mort a fait
son œuvre, le microscope ne montre, pour ainsi dire,
aucune cellule qui ne soit malade : d'où dégénéres-

(1) HUTINEL, *Maladies des enfants*, p. 289.

cence des fibres à myéline de l'écorce et dégénérescence descendante des faisceaux pyramidaux.

Ces cas d'idiotie amaurotique sont, dans nos climats, des raretés cliniques qu'il suffira d'avoir présentes à l'esprit

Le terme de « maladie nerveuse par usure » donne une juste notion de la façon dont l'interprétaient les premiers descripteurs. Si l'on remarque que cette idiotie ne semble pas avoir congénitalement sa forme définitive, mais que, bien au contraire, les étapes « de l'usure », de la destruction du système nerveux semblent avoir été précipitées, on est en droit de se demander si cette idiotie acquise ne présente point le maximum clinique et anatomique de ce que l'on peut observer dans les cas où le système nerveux se détruit précocement.

Tout permet d'interpréter la maladie de Tay-Sachs comme une déchéance précoce de la cellule nerveuse, spéciale à certaines races dont les mariages consanguins, la misère sociale et physiologique font transmettre aux descendants une cellule nerveuse incapable de vivre. Les causes occasionnelles que l'on peut invoquer sont minimes ou inexistantes; les causes essentielles tiennent la première place; c'est, à notre avis, le type le plus complet des maladies de déchéance nerveuse.

Les retards simples essentiels dont nous parlerons n'aboutiront jamais à ces états pathologiques à marche rapide. L'évolution, le pronostic, mettent entre ces deux états morbides des barrières infranchissables. L'étiologie, l'anatomie pathologique, la pathogénie veulent que l'on songe à comparer un instant ces deux états.

Une récente observation de Naville (1) nous apporte sur l'idiotie de Tay-Sachs des documents anatomiques qui confirment l'opinion que nous venons d'émettre sur la déchéance rapide du système nerveux que cet état morbide traduit. Il s'agit d'une famille juive polonaise qui eut 6 enfants : 4 filles mortes à 2 ans d'idiotie amaurotique, 2 garçons qui furent épargnés. La maladie a débuté entre 5 et 8 mois et a suivi une marche progressive.

L'anatomie pathologique ne montra aucun malformation grossière du névraxe. On put voir l'intégrité des méninges, du tissu conjonctif et des vaisseaux. On retrouva la lésion pathognomonique décrite par Schæffer : tuméfaction des cellules nerveuses dont la plupart présentent des dilatations kystiques. Les prolongements cellulaires offrent à considérer des dilatations ampullaires remplies par une substance peu colorable, hyaline, légèrement granuleuse. Motte a fait l'analyse chimique de deux cerveaux de sujets morts de maladie de Tay-Sachs : il trouve des anomalies du chimisme concernant le taux des nucléo-protéides. Si d'autres analyses viennent corroborer ces résultats, il faudrait considérer cette maladie comme due à un métabolisme défectueux du système nerveux tout entier.

Mongolisme. — Plus fréquentes sont les idioties avec mongolisme dans lesquelles les signes de mongolisme tiennent une place prépondérante et pour lesquelles le diagnostic psychiatrique d'idiotie est parfois un peu sévère.

(1) Naville, Soc. Suisse de neurol., in *Arch. internat. de neurol.*, tome II, 1911, p. 267.

Les symptômes physiques consistent en déformations crâniennes : la tête est brachycéphale; les yeux, petits, en amande, ont leur grand axe oblique en bas et en dedans ; les paupières sont minces, l'épichantus est de règle; les joues sont grosses, le nez enfoncé à sa base, les fosses nasales rétrécies transversalement; la fontanelle antérieure reste ouverte jusqu'à 3 ans; les dents sont irrégulières, la taille petite, un léger duvet couvre le front et les joues, le ventre est un peu gros, les oreilles sont dites « oreilles de singe ». Il est à noter que ces enfants ont une laxité ligamentaire remarquable qui permet de placer leurs membres inférieurs dans les situations les plus étranges : nous avons vu un enfant mongolique confirmé, idiot, dont les pieds pouvaient être croisés derrière la tête au point que le gros orteil droit vint se placer auprès de l'oreille gauche, et réciproquement le gros orteil gauche auprès de l'oreille droite. Il restait dans cette situation sans aucune fatigue et sans manifester la moindre gêne.

Les cas de mongolisme sont intéressants à connaître surtout lorsque les signes physiques sont peu marqués et que les signes mentaux ne permettent pas de considérer l'enfant comme un idiot. Il existe toute une série de mongoliques frustes, et lorsque M. Brundzinski, dont on connaît les importants travaux sur cette question, vint visiter le service de notre maître Lesage, il porta, de loin, le diagnostic d'idiotie mongolique sur un enfant qu'on venait d'hospitaliser et qui, à 3 ans, souriait et disait quelques mots, semblant n'avoir qu'un léger retard intellectuel. L'examen confirma cette opinion rapidement émise sur la vue du faciès. Cet enfant avait une laxité ligamentaire aussi considérable que celle dont nous avons parlé et les grands traits que nous avons donnés comme caractéristiques du mongolisme se retrouvaient chez lui, encore qu'à un degré assez effacé.

Tous ces signes, patents ou légers, devront donc être recherchés chez les enfants en retard pour ne point manquer de faire le diagnostic de mongolisme lorsque des signes physiques viennent faciliter la tâche du médecin.

Nous venons de passer sur les idioties avec grandes malformations, nous venons de voir les destructions du névraxe aboutissant à l'idiotie et à la mort, nous venons d'insister sur l'importance de la recherche des petits signes de mongolisme, mais il est des cas où les enfants se présentent « comme de beaux bébés ».

Un de ceux auxquels nous faisons allusion avait été photographié par de nombreux amateurs, avait été présenté à un concours de bébés; il avait 2 ans 1/2 et c'était un idiot parfait.

C'est ici, nous semble-t-il, que la tâche du médecin est ardue pour ne point commettre d'erreur, dans ces cas où l'erreur serait pourtant si excusable. Sur quels signes peut-on se baser lorsque l'examen général, fait comme nous l'avons indiqué, révèle la présence de tous les signes de retard et que, cependant, l'enfant prononce un ou deux mots, qu'il essaye, à 2 ou 3 ans, de faire quelques pas, qu'aucune de ses fonctions sensorielles n'est atteinte, que sa santé générale et ses digestions sont, en tous points, excellentes? L'évolution, il est vrai, à quelques années de là permettra d'affirmer le diagnostic d'idiotie, mais notre travail a précisément pour but de chercher à poser un diagnostic aussi précoce que possible pour permettre, dans les cas heureux, d'appliquer une thérapeutique rationnelle. Dans le cas que nous venons de signaler, il nous semble qu'un seul point permette de confirmer le diagnostic d'idiotie : c'est l'instabilité. Ces enfants sont d'une instabilité que rien ne justifie.

A la consultation de notre maître Séglas, nous avons vu une mère venir consulter pour elle : c'était une grande phobique; elle tenait sur les bras un enfant de 2 ans 1/2 superbe, et, incidemment, elle demanda au Dr Séglas un calmant pour cet enfant, « un peu en retard, mais très intelligent», dit-elle. L'examen que nous fîmes nous montra tous les signes du retard présents au grand complet, sauf, cependant, la conservation des attitudes que cet enfant, dans ses rares moments de tranquillité, ne présentait en aucune façon. Ce qui frappa le plus notre attention, c'est que, pendant le temps que nous interrogions la mère, il tournait la tête de droite à gauche avec une grande rapidité, puis ce mouvement faisait place à un mouvement aussi précipité de nutation. Bientôt après, il fit le geste de battre du tambour, puis, avec effort, il glissa des bras qui le tenaient, se roula à terre, s'accrocha à un meuble, s'assit enfin sur le sol et recommença des mouvements des bras, des jambes, de la tête. Sa mère nous apprit qu'il était toujours comme cela et que, de l'heure du réveil à celle du coucher, on devait se relayer pour le garder. Les rares mots qu'il prononçait n'étaient que des sons, pour lui, vides de sens; il reconnaissait, paraît-il, son père et sa mère, mais jamais on n'avait pu lui apprendre à reconnaître d'autres personnes. Notre diagnostic d'idiotie se confirma les années suivantes; nous eûmes de ses nouvelles par la mère qui était une habituée de la consultation.

Voilà donc un enfant en retard dans son développement, dont l'agitation, l'instabilité avait été prise pour un signe d'intelligence par la mère, chez qui nous avons porté précocement le diagnostic d'idiotie à cause de cette instabilité même, impossible à rattacher à un mal comitial. Et les années suivantes ont démontré la justesse de ce diagnostic.

A côté des malformations, grandes ou petites, et de l'instabilité qui permettent de poser le diagnostic d'idiotie, il existe toute une variété d'enfants retardés, soit d'une façon générale, soit avec prédominance motrice ou mentale dont le retard comporte un diagnostic et un pronostic intimement liés à la cause qui l'a produit et à la forme définitive ou non des lésions qui en résultent.

MYXŒDÈME

Dans le premier groupe de ces enfants en retard pour une cause connue, nous pouvons placer les *myxœdémateux*.

Ici, point n'est besoin de s'étendre sur les caractères fondamentaux de cette insuffisance thyroïdienne entraînant les graves désordres connus sous le nom d'« idiotie myxœdémateuse ». Ces cas ne présentent d'intérêt que lorsque la clinique est fruste et qu'il est permis d'hésiter sur l'insuffisance thyroïdienne. Nous aurons l'occasion d'y revenir.

Il est bien entendu que le nom seul de débilité motrice implique une imperfection de la fonction et non point une suppression, ce qui nous permet de ne point nous occuper ici de toutes les lésions spinales héréditaires ou acquises, telles que la *maladie de Friedrich*, les *paralysies infantiles*, les *maladies familiales* que de gros signes font reconnaître pour ainsi dire à première vue. Les lésions sont graves, les troubles profonds; nous avons en vue dans notre étude des enfants atteints à un degré beaucoup plus léger.

Dans certains cas, la débilité motrice existe seule, les signes mentaux sont négatifs, ou, tout au moins, le développement intellectuel est très en avance sur le développement moteur.

La clinique de ces enfants se présente sous trois formes tout à fait différentes : l'une, très fréquente, le *rachitisme*, dans laquelle on trouve, à côté des phénomènes osseux, des phénomènes généraux; la seconde, la paraplégie spasmodique ou *maladie de Little*, sans participation de l'intelligence; la troisième enfin, plus rare, est la myatonie congénitale ou *maladie d'Oppenheim*.

Les enfants partiellement en retard doivent-ils être rangés dans l'une ou l'autre de ces catégories?

RACHITISME

Le cadre étroit que nous nous sommes tracé ne nous permet pas de reprendre l'historique de tous les travaux parus sur le rachitisme et sur la maladie de Little et les travaux plus récents qui nous ont appris à connaître la maladie d'Oppenheim.

Le professeur MARFAN, qui s'est tant occupé de la

question du rachitisme, a démontré que des infections multiples sont à l'origine de cette maladie. On sait les phénomènes nerveux qui accompagnent cet état pathologique, puisque certains auteurs reconnaissent le rachitisme comme pathogénie exclusive de la tétanie et du spasme de la glotte. Un auteur italien, TEDESKI (1), reconnaît une pathogénie purement nerveuse au rachichitisme lui-même.

Quoi qu'il en soit, le système nerveux dans le rachitisme est intéressé au même point que tous les autres systèmes. MARFAN (2), dans l'étude du syndrome rachitique, prouve que le rachitisme n'est pas une maladie localisée aux os, mais une maladie de tout l'organisme, et que, en dehors de toutes les lésions connues des différents organes, une des causes principales du retard de la marche chez les rachitiques est l'asthénie neuro-musculaire.

A côté des déformations osseuses, de la petitesse de taille, il est normal, chez les rachitiques de 2 ou 3 ans, de trouver prolongé le syndrome infantile, psycho-neuro-musculaire : le signe de BABINSKI reste, chez eux, plus tardivement, les réflexes restent vifs plus longtemps; quant à la conservation des attitudes, le rachitisme est une des maladies qui la montrent le plus nettement positive bien après l'âge normal. Nous avons même proposé d'enrichir sa symptomatologie de cet état de résistance à la fatigue et nous rappellerons ici que certains auteurs allemands réclamèrent

(1) TEDESKI, in MARFAN, Le rachitisme et sa pathogénie. (Actual. méd.).
(2) MARFAN, Le rachitisme et sa pathogénie, p. 27. (Actual. méd., Baillière.)

pour Ebstein la priorité de la description de ce phénomène. Cet auteur a en effet attiré l'attention sur l'état cataleptique des rachitiques gravement atteints; il insiste sur ce fait que la catalepsie est plus marquée aux membres inférieurs et qu'elle n'existe que dans les cas de rachitisme grave (*hoch gradisch*). A cela nous avons répondu (1) que : nous n'avons, en effet, pu trouver de phénomènes cataleptiques chez des rachitiques légèrement atteints, mais que ces mêmes malades ont conservé pendant vingt-cinq à trente minutes un bras en l'air alors qu'une impulsion avait abaissé le bras de l'autre côté. Cette résistance à la fatigue trouvée, nous le répétons, dans le cas de rachitisme léger ne doit être, à notre avis, considérée que comme un signe de retard de développement puisque cette aptitude est physiologique pendant une certaine période de la vie et cesse chez les rachitiques au fur et à mesure que l'âge vient et que la maladie causale s'amende. D'autre part, chez eux, la coexistence de l'énurésie, de l'extension de l'orteil, de l'exagération des réflexes, des syncinésies, donne de la véracité à notre hypothèse; et si des états cataleptiques et tétaniques peuvent se trouver chez des rachitiques profondément atteints, cachectiques, présentant de graves troubles de digestion, nous ne croyons pas qu'on doive identifier ces deux sortes de phénomènes.

Peut-être, lorsque le rachitisme est un peu plus grave et que les attitudes cataleptiques ne peuvent être mises en évidence tandis que le signe du bras seul persiste, ce phénomène emprunte-t-il aux causes pro-

(1) Lesage et Collin, *Archives des maladies de l'enfance.*

ductrices de la catalepsie de quoi augmenter ainsi
son intensité, nous ne saurions le dire, et il n'est pas
besoin, à notre avis, de discuter sur ce point de théorie,
le fait existe : il est, chez les rachitiques, analogue
à ce qu'il est chez les enfants normaux plus jeunes, il
dure plus longtemps, voilà tout; les autres signes de
débilité motrice lui font cortège et nous ne croyons
pas que la symptomatologie de cet état simulant la
clinique des états catatomiques doive en imposer pour
que toutes les pathogénies soient confondues et que
l'on ne tienne pas compte du caractère absolument
physiologique de cette manière d'être pour vouloir
attribuer aux causes productrices de la tétanie et de la
catalepsie la prolongation, au delà du temps habituel,
d'un phénomène normal.

MALADIE DE LITTLE

La maladie de Little, que nous rangeons avec les maladies ne présentant pas de retard intellectuel très marqué,
peut cependant se présenter sous deux formes différentes:
l'une dans laquelle des troubles intellectuels graves
accompagnent la paraplégie spasmodique, l'autre dans
laquelle la paraplégie spasmodique fait à elle seule
toute la clinique du syndrome de Little. Dans les cas
où les troubles intellectuels marchent de pair avec les
troubles paraplégiques, il nous semble qu'il ne s'agit
là que d'une variété de sclérose cérébro-spinale que l'on ne
saurait utilement distraire des idioties et pour laquelle le
diagnostic, dans son ensemble, ne souffre pas de difficultés.
Lorsque la maladie est réduite à la seule paraplégie,

elle offre au contraire un diagnostic de première importance à faire, tant par les considérations étiologiques
que par les formes cliniques qui, s'échelonnant des plus
graves aux plus légères, s'écartent du type de la maladie de Little confirmée pour. venir ressembler beaucoup aux simples débilités motrices dont elles ne seront
qu'une forme plus accusée et, parfois, plus rapidement
curable.

Mme LONG-LANDRY (1), dans son excellent travail
sur la maladie de Little, passe en revue les différentes
opinions qui ont cours sur la pathogénie de cette paraplégie spasmodique. Elle cite les opinions de VAN
GEHUGHTEN et BRISSAUD (page 7), qui se résument
ainsi : « Le faisceau pyramidal n'est pas encore myélinisé au moment de la naissance. Au septième mois
de la vie intra-utérine, les cylindres-axes eux-mêmes
n'atteignent que la partie inférieure du bulbe ou la
partie supérieure de la moelle cervicale; les centres
nerveux d'un enfant né prématurément sont dans de
mauvaises conditions pour achever leur développement. »
Cette hypothèse, dit Mme LANG-LANDRY, n'a pas trouvé
de confirmation anatomique. Cependant, il semble
bien que, soit pour des causes de naissance prématurée,
soit pour toutes causes héréditaires de toxicité ou d'infection, le développement nerveux du nourrisson ait
pu être retardé et que, dans ses formes assez légères,
la maladie de Little ne soit aux membres inférieurs
que l'expression ultime de la débilité motrice. Il est,
en effet, des syndromes de Little qui, peu accusés, guérissent à peu près complètement, la marche deve-

(1) Mme LANG-LANDRY, *La maladie de Little*. (Th. Paris, 1911.)

nant possible, ils ne laissent après eux qu'un peu d'exagération des réflexes tendineux, de l'extension de l'orteil
et de l'énurésie qui disparaîtra bientôt.

En conclusion de quatre cas personnels, l'un avec
intégrité des facultés psychiques, les trois autres avec
idiotie, Mme LONG-LANDRY place « au rang d'une hypothèse sans vérification la conception de VAN GEHUCHTEN
et BRISSAUD, d'une agénésie du faisceau pyramidal,
secondaire à une naissance prématurée ». Selon elle,
les documents anatomiques établissent que la maladie
de Little relève de lésions différentes dans leur siège
et dans leur nature, et l'évolution particulière de la
rigidité vers la forme paraplégique et les anomalies
de la motilité volontaire sont la conséquence de l'atteinte
précoce des centres nerveux. Les syndromes de Little
passagers et légers relèvent-ils toujours de la même
pagénie?

MALADIE D'OPPENHEIM

La maladie d'Oppenheim, connue depuis la description que cet auteur en donna en 1910, reprise par
SCHILLER à Vienne en 1904, par M. COMBRY en France
en 1906, donne lieu, en 1907, à un travail d'ensemble
de Baudoin avec anatomie pathologique. HENRI
CHÉNÉ (1) fait paraître en 1910 une thèse qui met fort
bien au point l'état de nos connaissances sur la question,
et à laquelle nous empruntons la majorité des détails
qui vont suivre.

(1) HENRI CHÉNÉ, *Atonie musculaire congénitale.* (Th. Paris, 1910.)

Cette maladie est rare, mais elle présente néanmoins un très gros intérêt à être connue, car ses caractères cliniques peuvent être cause que l'on se méprenne sur la valeur des troubles musculaires qu'elle présente et que l'inconnaissance de son évolution entraîne des erreurs de pronostic et de thérapeutique.

C'est une atonie musculaire symétrique localisée ou généralisée qui respecte le territoire des nerfs crâniens.

La mère est surprise, en démaillottant son enfant, de le voir s'affaisser; à un examen superficiel, il paraît complètement paralysé. Un peu plus tard, ses muscles feront preuve d'une fatigabilité spéciale ; la laxité ligamentaire permet de provoquer dans les articulations des mouvements inhabituels, le pied peut être replié complètement sur la jambe de façon à venir toucher, par sa face supérieure, la partie antérieure du tibia. De plus, dans beaucoup d'observations on note que l'enfant présente un état particulier de la peau, caractérisé par un œdème dur, blanc et lisse, ne prenant pas le godet, presque généralisé, mais surtout marqué aux membres inférieurs (Baudoin).

La palpation des masses musculaires atoniques donne l'impression d'un état de flaccidité spéciale et caractéristique, d'une mollesse pâteuse; les réflexes cutanés sont toujours intacts. La sensibilité superficielle réagit à tous les modes d'exploration; les sphincters sont toujours normaux.

L'état général est satisfaisant, l'intelligence est normale dans la plupart des cas. Les réactions électriques ont été désignées par Collier et Wilson sous le nom de « réactions myatoniques » : il s'agit d'une diminution

très marquée de l'excitabilité faradique avec conservation relative de l'excitabilité galvanique.

La maladie ne s'aggrave jamais, mais d'une part
l'amélioration est extrêmement lente à se produire,
et d'autre part le pronostic est assombri par la fré-
quence et la gravité des troubles respiratoires qui
mettent en danger la vie des malades.

La maladie d'Oppenheim nous a arrêté un instant
parce que, encore qu'elle ne soit pas très fréquente,
elle offre un intérêt nosographique et pathogénique
de premier ordre.

Cliniquement, l'état des muscles permet d'opposer
ces malades à ceux qui sont atteints du syndrome
de Little; dans son évolution, elle montre que le
pronostic est bon à condition que les malades aient
la bonne fortune d'échapper aux complications pulmo-
naires. Elle intéresse purement la motricité : la physiologie du nerf et du muscle; l'état mental n'est
jamais atteint. Enfin, les opinions autorisées des
auteurs sur la pathogénie dont elle pourrait relever
nous donnent un aperçu des questions que nous aurons
à nous poser plus loin, pour situer dans la pathologie
la maladie que nous voulons isoler sous le nom de
« *retard simple essentiel* ».

OPPENHEIM avait envisagé l'hypothèse d'un retard de
développement dans les territoires centraux et spinaux
et, peut-être, un développement incomplet des cellules des cornes antérieures. Cette hypothèse d'une
aplasie de la moelle, vérifiée par les constatations histologiques de BAUDOIN et de ROTHMANN, concorde à
la fois avec le caractère congénital de la maladie et
avec la possibilité de l'amélioration progressive bien

que lente des symptômes, ce qui lui est un signe clinique très particulier. OPPENHEIM, enfin, pousse la comparaison entre la myatonie congénitale et la maladie de Little, celle-ci étant considérée comme un retard de développement du neurone pyramidal et celle-là comme un retard de développement du neurone périphérique (1). Il s'agirait, en somme, d'un retard de développement portant sur toute l'étendue du neurone périphérique : cellules des cornes antérieures, racines antérieures, nerf, et même sur la fibre musculaire. Suivant les cas, l'aplasie porterait plus ou moins sur chacun de ces divers segments.

D'autres auteurs, notamment CATTANÉO (2), en présence de cette insuffisance du tonus nerveux, se sont demandé si une glande à sécrétion interne ne serait point déficiente. Mais COLLIER et WILSON semblent avoir raison lorsque, pour repousser cette hypothèse, ils font valoir qu'une insuffisance glandulaire ne saurait avoir des effets électifs sur tel ou tel groupe musculaire, comme il est presque de règle de le constater dans la maladie d'Oppenheim, et que, d'autre part, sa tendance à s'améliorer spontanément, l'absence d'action reconnue de la méthode opothérapique, semblent devoir définitivement faire rejeter l'hypothèse d'une insuffisance de l'une quelconque des glandes endocrines à la base de la maladie d'Oppenheim. Aussi bien, les constatations anatomiques de BAUDOIN et de SMITH ne seraient-elles pas conciliables avec une telle hypothèse.

La maladie d'Oppenheim nous intéresse donc à un

(1) In thèse, CHÉNÉ, *loc. cit.*, p. 43.
(2) CATTANÉO, *Clinica moderna*, 13 juin 1906, p. 282.

double titre : d'abord, pour elle se posent, sans qu'on puisse les résoudre, des questions pathogéniques, les unes tendant à donner au tissu nerveux lui-même une insuffisance fonctionnelle, les autres, que nous avons vu devoir être à peu près abandonnées, tendant à faire intervenir l'insuffisance d'une glande endocrine.

En second lieu, cette maladie, à évolution bénigne, tend à grouper autour d'elle d'autres maladies en apparence très différentes, telles que le rachitisme, le myxœdème, l'idiotie amaurotique familiale, le mongolisme. Sans vouloir nous ranger à cette conception de la maladie d'Oppenheim, nous accepterons très volontiers les opinions émises qui la traitent provisoirement d'essentielle.

On sait quelle est, en biologie, la destinée du qualificatif « essentiel ».

En étudiant le retard simple qui participe à la fois de toutes les insuffisances, médullaire, cérébrale et musculaire, que nous venons de passer en revue, nous emploierons le mot « essentiel » en insistant auprès du lecteur pour qu'il lui garde son sens étymologique et qu'il ne le considère point comme un qualificatif d'attente, ni comme une étiquette mise sur une maladie en attendant que de nouvelles acquisitions viennent préciser l'étiologie et la pathogénie. Non point que nous ayons un instant la prétention de faire un groupement définitif et de vouloir supposer que notre conception ne puisse point être battue en brèche. Il nous a semblé simplement découler de l'ensemble des faits cliniques que nous avons observés et que nous allons discuter, que la cellule nerveuse était *originairement* atteinte d'une façon légère ou grave, très légère ou très grave, sans que l'on soit autorisé à faire intervenir d'autres facteurs que l'hérédité ou les infections des premiers jours ou des premiers mois *agissant sans intermédiaire.*

Le mot *essentiel* sera donc pris dans cette part : La cellule nerveuse est frappée dans son *essence* même et nous essayerons de démontrer que le type clinique de « retard simple essentiel » légitime à la fois son isolement et le double qualificatif que nous lui donnons, chacun de ces deux termes étant pris dans son sens le plus précis et le plus étroit.

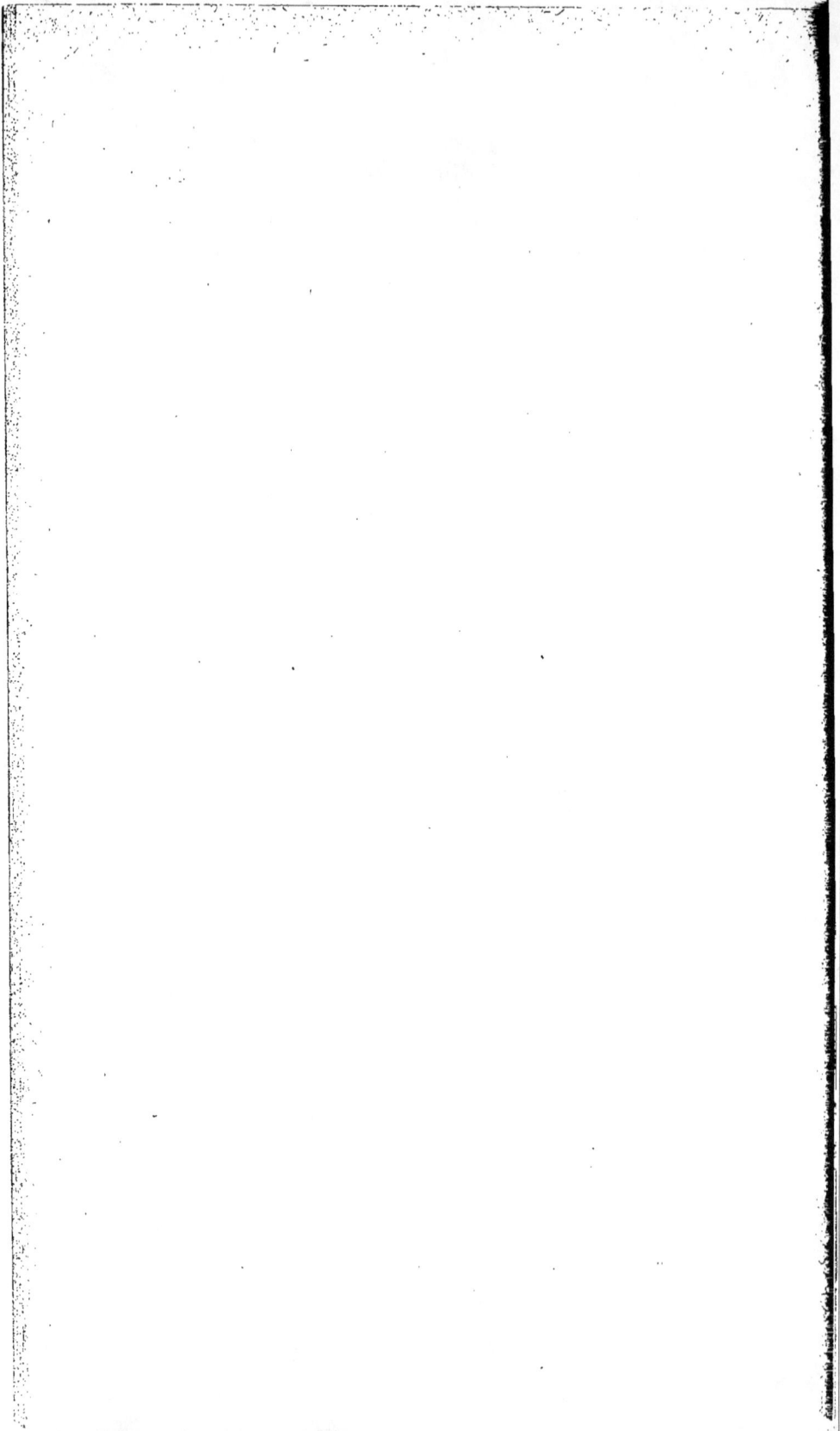

RETARD SIMPLE ESSENTIEL

Lorsqu'un examen minutieux ne permet de relever chez un enfant aucun des symptômes, même atténués, des différentes maladies que nous venons de passer en revue; lorsque, tant aux yeux de la famille qu'aux yeux du médecin, rien ne peut expliquer un retard d'une année environ, total ou partiel, il faut songer que l'enfant peut être atteint de « retard simple essentiel ». Ce diagnostic aura en soi une importance capitale, car il comporte un pronostic excellent ou relativement bon, et le fait de savoir précocement en présence de quelle variété de retard on se trouve peut, dans certains cas, commander une thérapeutique active, dans d'autres cas commander une hygiène sévère, des cures de repos et d'aération prolongées, une culture physique plus ou moins intensive.

Au hasard des observations que nous avons réunies et suivies, nous allons en rapporter trois : l'une a trait à un enfant atteint de retard simple essentiel total, la seconde à un retard simple essentiel électif à prédominance mentale, la troisième enfin à un retard simple essentiel à prédominance motrice.

Lorsque nous étions interne du Dr LESAGE, en 1910, nous eûmes l'occasion de suivre de près un enfant que ses parents amenaient consulter parce que, à 2 ans 1/2, il ne marchait pas et ne parlait pas. Nous apprîmes ce qui suit :

Son père, âgé de 37 ans, avait eu déjà avant lui quatre autres enfants : deux avec la mère de notre malade, deux autres issus d'un premier lit. C'était un homme vigoureux, manœuvre, faisant volontiers montre de sa force; bien qu'il eût passé cinq ans aux colonies, il niait toute syphilis et tout paludisme. En revanche, il reconnaissait avec complaisance qu'il supportait fort bien la boisson, et nous apprîmes en interrogeant sa femme que la vie du ménage était empoisonnée par la jalousie, les brutalités et les sautes d'humeur d'un alcoolique chronique. Les nuits étaient troublées de cauchemars et tous les signes de l'alcoolisme chronique pouvaient être relevés chez lui. Au demeurant, il ne présentait aucune tare nerveuse de la série tabétique ou paralytique. L'examen des différents organes révélait que cet homme n'était pas tuberculeux et son alcoolisme chronique ne l'empêchait pas de travailler régulièrement sans avoir, disait-il, jamais une heure de maladie.

La mère, chétive et résignée, était une bacillaire apyrétique portant des traces d'écrouelles et ayant été soignée à l'hôpital Tenon cinq ou six ans auparavant pour une pleurésie qui, celle-ci, avait bien fait sa preuve. Elle avait de la matité résiduelle à la base droite, des signes d'imprégnation tuberculeuse au premier degré au sommet du même côté. Les enfants du premier lit, nés avant que l'intoxication paternelle

ne fût aussi accusée, avaient eu un léger retard de développement. Ils se présentaient, néanmoins, comme des
enfants bien portants; l'aîné, apprenti bijoutier, était
âgé de 14 ans. Il avait eu son certificat d'études à
12 ans, son patron était content de lui et lui donnait
déjà de petits appointements.

La seconde, une fille de 12 ans, était, paraît-il, bien
aussi : elle s'occupait des travaux du ménage chez une
vieille tante du côté paternel.

La mère de ces deux enfants était morte d'une fièvre
typhoïde, trois ans après la naissance de sa petite fille.

L'aîné des enfants du second lit, âgé actuellement
de 5 ans, avait eu un retard de développement peu
marqué qui n'avait pas autrement inquiété les parents.
Il nous fut possible, d'après les dires de la mère et
quelques stigmates osseux relevés chez l'enfant, de
mettre sur le compte du rachitisme le retard qu'il avait
présenté. C'est aujourd'hui un enfant comme tous les
autres, intelligent et docile, qui fréquente l'école.

Le petit Auguste, qui fait le sujet de cette observation,
présentait, à 2 ans 1/2, une taille et un poids normaux.
Ses digestions se faisaient bien, ses fonctions de vie végé-
tative paraissaient être admirablement établies. Sa
mine était éveillée, intelligente. Il était né trois semaines
environ avant terme; sa mère attribuait à une peur
qu'elle aurait eue et à des coups que lui aurait donnés
son mari ivre, l'expulsion prématurée de l'enfant. Nous
avons pu obtenir, à la Maternité, des renseignements
sur son accouchement : il en résulte que la naissance
prématurée de l'enfant doit être attribuée à de l'albuminurie maternelle. Chétif, malingre dans les premiers
mois, le jeune Auguste n'avait pas tardé à regagner le

temps perdu. Sa mère le nourrissait, il tétait, paraît-il, régulièrement et bien. Jamais il n'eut de diarrhée verte, on ne peut signaler aucun accident ni incident neuro-pathologique dans les premiers mois ni au cours des première et seconde années.

« Il semblait assez éveillé vers un an, dit la mère, mais les voisines, surprises de ne point voir de dents à cet enfant de 14 mois, de ne point le voir manifester de velléités de parler et de marcher, conseillèrent à la mère d'aller consulter un médecin. Celui-ci constata, nous dit-elle, que l'enfant n'était pas rachitique, que son corps se développait régulièrement et il lui conseilla de ne point attacher d'importance à ce retard.

A 15 mois il eut sa première dent, mais il ne prononçait aucune parole et n'essayait point de marcher. A 2 ans 1/2, lorsque nous le vîmes, rien, au premier abord, ne pouvait faire supposer que cet enfant avait un retard aussi complet dans l'établissement de ses grandes fonctions de relation. Notre premier soin fut d'examiner en détail tous les organes des sens : ceux-ci fonctionnaient bien. Nous demandâmes ensuite à la mère si, réellement, cet enfant ne prononçait aucun mot; elle nous cita trois ou quatre mots prononcés par l'enfant depuis deux mois, en faisant remarquer qu'ils étaient toujours exprimés à propos : il reconnaissait et appelait son père et sa mère, et les mots : *promener* et *manger*, qu'il pro-nonçait à peu près nettement, étaient toujours dits en des circonstances adéquates, prouvant que le petit A. en comprenait le sens. Jamais l'enfant ne répétait de phrase entière. Son examen mental nous permit de con-trôler l'exactitude des dires de la mère et nous pûmes mettre sur le compte de la paresse, de l'indifférence et du manque d'intérêt son retard à se faire comprendre.

La marche semblait lui être impossible; cependant, soutenu sous les aisselles, il esquissait bien le mouvement de progression, mais de sa part il ne semblait y avoir aucun effort pour hâter le moment où il marcherait.

L'examen du syndrome infantile, dont nous étudions à ce moment chacune des parties constituantes et leur groupement, montra chez cet enfant que l'extension de l'orteil était encore bilatérale, que les réflexes tendineux étaient vifs et que d'un côté et de l'autre il conservait fort bien les attitudes. De plus, lorsqu'au prix d'assez grandes difficultés, il faut le dire, on obtenait qu'il fît un effort, on constatait une syncinésie très nette. D'une façon régulière, il urinait au lit sans avoir cessé une nuit depuis sa naissance.

Nous conseillâmes aux parents de l'envoyer à la campagne; il eut la bonne fortune de tomber sur une ménagère consciencieuse, ayant l'habitude de s'occuper des enfants en bas âge, et, soit qu'une éducation plus intensive ait eu facilement raison de son retard intellectuel, soit que l'envoi à la campagne eût coïncidé avec l'époque où devaient s'établir ses grandes fonctions, soit encore que le changement d'air ait exercé une influence favorable sur son système nerveux, quelques mois plus tard son langage s'était enrichi d'un nombre de mots très considérable, il marchait seul, il ne conservait plus les attitudes que du côté gauche, cependant il urinait encore au lit régulièrement toutes les nuits.

Nous revîmes cet enfant il y a trois mois, il avait 5 ans 1/2. Il n'urine plus au lit, c'est un bambin éveillé, espiègle, que l'on va mettre à l'école l'année prochaine.

Voici donc un exemple de *retard simple essentiel*
généralisé qui, autant que nous puissions le dire aujour-
d'hui, s'est entièrement dissipé et n'a laissé derrière lui
aucune tare importante.

Il est rare de trouver un retard généralisé aussi complet ne laisser aucune tare mentale, morale ou motrice.

Les exemples qui vont suivre nous montrent, dans le
premier cas, un enfant dont l'état intellectuel était très
en retard sur l'état moteur ; dans le second cas, un enfant
intelligent dont la motricité ne se développa que lentement.

Nous allons résumer dans ses grandes lignes l'observation du premier enfant : ces observations sont toujours tellement semblables à elles-mêmes en ce qui
concerne les tares héréditaires, les troubles de développement, que nous craignons, après l'observation que nous
avons rapportée, de répéter sans grand intérêt qu'il y
avait chez les parents de l'alcoolisme, de la tuberculose
ou de la syphilis ou du paludisme ou du saturnisme, chez
les enfants de la prématuration, des incidents fâcheux
au moment de l'accouchement, des infections dans
les tout premiers jours après la naissance.

La petite Désirée a 2 ans 7 mois ; elle est la septième
enfant d'un ménage d'ouvriers, elle est née à terme.
Son père, discrètement alcoolique, est syphilitique depuis
dix-huit ans. La mère semble bien portante, elle n'a
pas fait de fausses couches, mais quatre sur sept des
enfants sont morts en bas âge de méningite.

La petite D. a eu ses dents de bonne heure (5 mois 1/2),
elle a marché à 14 mois, elle a cessé d'uriner au lit vers
18 mois ; cependant, à 2 ans 1/2, elle dit à peine quelques

mots qui paraissent appropriés à sa pensée. Elle conserve les attitudes d'une façon absolument parfaite. On ne trouve chez elle aucun symptôme de rachitisme, non plus qu'aucune maladie confirmée. Elle exécute bien les ordres qu'on lui donne : elle va de la cheminée à la porte ou vers un meuble quelconque qu'on lui désigne, elle sait tendre la main à une personne nommée; elle rit quand on l'amuse, mais son vocabulaire se réduit à cinq ou six mots.

Nous l'avons revue à un an de là : elle parlait presque couramment, sans trouble de prononciation, et rien, si ce n'est un peu de lenteur dans la compréhension, n'indiquait le retard subi.

Comme dans le cas précédent, nous n'avons pu retrouver ici aucun stigmate de maladie infantile connue.

La troisième observation a trait à un garçon actuellement âgé de 4 ans 1/2 que nous suivons depuis deux ans et demi. C'est le cinquième enfant d'une famille de six enfants.

Les frères et sœurs sont, paraît-il, en bonne santé. Le père est mort il y a six mois d'un accident du travail. La mère, bien portante en apparence, est une travailleuse qui fait vivre ses enfants.

Le petit Jules a eu sa première dent à 5 mois, il a parlé vers 14 ou 15 mois, mais il n'a marché que vers 22 mois. Nous l'avons vu à cette époque : son syndrome infantile était encore au complet. Six mois après il marchait seul, mais il urinait encore au lit. A cette époque, les réflexes patellaires avaient conservé toute leur vivacité, il avait encore le signe de BABINSKI à droite et à gauche.

Nous l'avons revu ces jours derniers. Il a cessé d'uriner au lit, l'orteil gauche réagit encore en extension, les réflexes sont toujours très vifs et la mère nous dit qu'il est maladroit dans ses jeux, qu'il ne court pas aussi bien que ses camarades, qu'il tombe facilement. Elle reconnaît cependant qu'il semble sur ce point faire des progrès sensibles chaque jour.

Voici donc trois types d'enfants en retard. Étant donné que chez eux ce retard, total ou électif, n'intéressait que le tissu nerveux, étant donné d'autre part que, dans tous les cas, son évolution a été particulièrement satisfaisante, nous croyons pouvoir donner à l'état pathologique de ces enfants l'étiquette diagnostique de *retard simple*.

Sans vouloir parler ici des parentés que peuvent avoir entre elles toutes les causes de retard, non plus que des différentes modalités par lesquelles les infections et les intoxications héréditaires, les maladies des premiers jours peuvent intéresser le jeune être, nous supposerons, en nous appuyant sur l'évolution et sur l'hérédité, que la cellule nerveuse a été retardée dans son évolution par l'une quelconque des causes que nous avons énumérées et dont il nous restera à détailler l'action.

L'évolution et le pronostic du *retard simple essentiel* vont nous permettre de lui assigner une place dans le cadre nosologique.

LE RETARD SIMPLE ESSENTIEL
ÉVOLUTION ET PRONOSTIC

Les observations qui précèdent schématisent en quelque sorte un très grand nombre d'observations et nous permettent d'accepter l'entité morbide du *retard simple essentiel*. Le pronostic que l'on devra porter sur ces états sera un pronostic immédiat et un pronostic à plus longue échéance. Immédiatement, le pronostic doit être forcément bon puisque nous avons reconnu que l'enfant n'avait aucune des maladies graves que nous avons passées en revue dans le diagnostic.

La question du pronostic éloigné doit être posée à différents âges.

AVANT DEUX ANS

A un an 1/2, si l'enfant a un retard portant à la fois sur l'état mental et sur l'état moteur, le pronostic, lié au diagnostic, peut présenter des difficultés. Ou bien il s'agit, toujours bien entendu chez un enfant non atteint

de malformations, d'un retard général très accusé. Une
série de petits signes, un examen psychiatrique embryonnaire permettront de voir si quelque lumière s'est déjà
faite dans cette intelligence et si l'enfant montre déjà
quelques velléités de marcher. Il faut, en effet, surtout à
cet âge, penser toujours à l'idiotie possible. Voici à notre
avis les symptômes qui permettront d'éliminer ce diagnostic. Nous avons insisté sur l'instabliité, c'est, pour
nous, le signe capital de ces grandes arriérations mentales. Parfois une attitude trop passive, un aspect
d'hébétude et d'indifférence, peuvent faire supposer
qu'aucun travail intellectuel ne se fait ni ne se fera;
mais, en l'absence d'un signe positif, il ne faut point se
hâter de conclure à l'idiotie. On devra rechercher dans
la manière d'être de l'enfant s'il donne des signes :
1º d'affectivité, 2º d'intérêt, 3º d'activité raisonnée et
non désordonnée. Pour cela, on verra si l'enfant manifeste quelque inquiétude lorsqu'on le sépare de la personne qui s'en occupe habituellement, traduisant son
trouble par des pleurs ou des cris, et si le changement
d'ambiance et de berceau crée chez lui un semblable
état de malaise. Nous avons vu de ces enfants très
soignés et gâtés par leur mère être conduits à l'hôpital
et, après avoir passé sur les genoux du médecin, être
confiés à une infirmière, être dévêtus et mis dans un
berceau, dans un boxe, sans manifester aucune crainte
de ce brutal changement à leurs habitudes. Ceci étant
joint à leur absence presque totale de parole était, à
notre avis, une apathie de fort mauvais augure; nous
craignions pour eux l'idiotie qui, dans beaucoup de cas,
s'est confirmée dans les années suivantes. On a signalé,
et c'est exact, que les idiots font parfois montre d'affec-

tivité, mais on apprécie, dans ce cas, avec beaucoup
d'indulgence leur manière d'être avec les personnes qui
s'occupent d'eux et auxquelles ils semblent s'attacher
lorsque de longues années leur ont imprimé l'habitude
d'avoir à leur service toujours les mêmes personnes.
Mais le développement normal de cette affectivité est, chez
eux, extrêmement retardé : alors qu'un enfant d'un
an et demi sait reconnaître son entourage et son milieu,
ceux-là n'acquèreront ces notions rudimentaires qu'à
5, 6, 7 ans ou plus.

Après l'affectivité, l'intérêt pour les phénomènes qui
se passent autour de lui et qui sollicitent d'une façon
quelconque l'activité de ses sens doit être recherché.
Dans une pièce peu éclairée où nous examinions un soir
de garde un petit garçon de 18 mois qui ne parlait pas,
ne marchait pas et que sa mère amenait dans la crainte
qu'il n'ait avalé un sou, on alluma brusquement l'élec-
tricité : l'enfant assis ne fit aucun mouvement. On
essaya de l'intéresser au feu allumé, cela parut lui être
tout à fait indifférent; des claquements de doigts, des
bruits faits en cognant des objets, le danser de marion-
nettes, n'arrivèrent pas à éveiller son attention, et la
mère nous dit qu'à l'encontre des autres enfants il
pouvait se passer n'importe quoi auprès de lui sans qu'il
semblât y prendre un intérêt quelconque. Et nous
pûmes bien voir, dans ce cas, quelle différence il y a
entre l'activité normale d'un enfant de cet âge et l'activité désordonnée dont faisait montre celui-ci : lorsqu'il
avait un objet dans la main, aussitôt cet objet touché il
le jetait à terre ou bien il s'en frappait le visage.

Un autre enfant atteint du même retard nous arriva
avec le dos des mains écorché et irrité. « Ce sont, nous

dit sa mère, des plaies qu'il se fait en se mordant ou en
se cognant, il ne s'amuse qu'à se faire mal. » En plus
de ce désordre moteur, ces enfants, s'ils n'ont point une
instabilité aussi nette que celle dont nous venons de parler,
présentent toute une série de mouvements que rien
n'explique. L'un d'eux, que l'avenir nous a démontré
être un idiot, émettait quelques mots à 1 an 1/2, essayait
déjà de marcher, mais sa démarche instable n'a pas
progressé, les mots qu'il disait étaient répétés par lui
sans qu'il leur attachât aucun sens ; il était agité et
les cheveux de la partie postérieure de la tête étaient usés
par suite du mouvement de rotation incessant qu'il
imprimait à sa tête sur l'oreiller. Un autre enfant du
même genre se balançait d'avant en arrière sur son
berceau des heures entières ; on pouvait d'ailleurs, sans
difficultés, faire cesser ce mouvement en couchant
l'enfant, mais il nous a été impossible, lorsqu'il était
assis, de lui faire passer l'habitude de se balancer ainsi.
Ces manifestations d'activité désordonnée, qui ne
peuvent être rangées dans les tics, sont, à notre avis, des
habitudes mentales et motrices défectueuses traduisant une insuffisance intellectuelle profonde.

Si tous ces signes, lorsqu'ils se trouvent réunis chez
les enfants retardés, comportent un pronostic très mauvais, le fait de n'en trouver aucun chez des enfants également retardés doit être considéré comme étant de bon
augure. C'est ainsi que nous crûmes devoir porter un
pronostic bon pour un enfant de 20 mois qui présentait tous les signes de retard de développement, mais
qui néanmoins donnait des preuves évidentes d'affectivité, d'intérêt et d'activité raisonnée. Il ne disait que
quatre ou cinq mots, mais ceux-ci étaient prononcés à

bon escient, et l'un d'eux, pour désigner son chien, était un néologisme actif qu'il avait créé par l'élision d'une phrase dite par son père et pour exprimer ce qui l'avait le plus frappé dans la façon d'agir du chien courant après un os; il l'appelait : « Courrios ». Lorsqu'il trouvait un objet à sa portée, il le gardait un instant dans sa main, parfois même le prenait à deux mains, et il s'amusait à faire produire à cet objet, suivant sa qualité, soit un son, soit un reflet lumineux. Tous ces indices devaient être interprétés comme étant d'un pronostic favorable, et bientôt, en effet, triomphant de sa paresse intellectuelle, l'enfant se prit à enrichir son langage et ne tarda pas à être sensiblement au même niveau de développement que ses camarades du même âge.

APRÈS DEUX ANS

Pour l'enfant après deux ans, la question « pronostic immédiat » se trouve très simplifiée, car il est extrêmement rare de voir un enfant de 2 ans 1/2 ne pas parler et ne pas marcher sans que l'on puisse relever chez lui les signes d'une maladie grave. Le *retard simple essentiel* n'est pas capable à lui seul de conduire les enfants jusqu'à 2 ans 1/2 sans que leur état mental ait donné quelques lueurs d'intelligence et sans qu'ils aient cherché à marcher. D'autre part, le pronostic est facilité dans ce cas parce que nous avons à notre disposition l'étude du syndrome infantile qui, par son démembrement précoce, sa persistance totale ou partielle, nous fournit d'utiles indications. Nous avons vu des enfants qui, vers 2 ans 1/2 parlaient à peine et marchaient à peine, ne plus conserver les attitudes, avoir une réflectivité tendineuse peu vive, fléchir les orteils des deux côtés à l'excitation du bord externe de la plante du pied : étant donné que nous considérons la présence de ces signes comme traduisant un travail d'évolution nerveuse, leur disparition doit faire supposer que l'évolution nerveuse est terminée, tout au moins en ce qui concerne les voies anastomotiques cortico-spinales. Donc, si à ce stade d'évolution les fonctions motrices et intellectuelles sont aussi pauvres, l'espoir que doit donner la constatation d'une évolution nerveuse non terminée n'existe plus et la pauvreté de leurs facultés s'entache d'un caractère définitif. En effet, cette désharmonie (évolution terminée, fonction insuffisante) constatée vers 2 ans 1/2 nous a toujours paru ne pas devoir laisser d'espoir d'amélioration. Là encore, il s'agit d'autre chose que du *retard simple essentiel :* le pronostic immédiat et à distance n'est plus du tout le même.

A 2 ans 1/2, il est très rare, avons-nous dit, que sans autre signe grave, un enfant ne parle pas et ne marche pas. S'il commence à parler, les quelques mots prononcés devront être étudiés au point de vue de la valeur même du langage. On s'assurera qu'il n'y a point de psittacisme ni d'écholalie au détriment de tout autre mode d'expression de la parole.

On voit, en somme, que notre pronostic immédiat est basé sur l'élimination des grandes arriérations mentales telles que l'idiotie et la débilité profonde. Lorsque, d'une part, celles-ci pourront être légitimement éliminées, lorsque, d'autre part, l'examen neurologique nous révélera que nous ne sommes point en présence d'un syndrome spinal ou encéphalique classé, nous pourrons admettre qu'il s'agit d'un *retard simple essentiel*. Le retard simple essentiel est toujours de courte durée; ainsi que nous l'avons dit, il ne dépasse pas 2 ans 1/2. Au delà de cet âge, un retard complet constaté est toujours suspect de grave atteinte du système nerveux, ainsi qu'en témoigne la navrante observation suivante dans laquelle tous les enfants d'une même famille ont été gravement retardés dans leur développement. Aucun des survivants n'est indemne, ils ont tous, jusqu'à 3 et 4 ans, fait supposer qu'ils étaient des idiots; tous ne le sont pas, mais les mieux partagés sont épileptiques et ont jusqu'à cinq ou 6 crises par semaine.

Le 20 mai 1913 un enfant nous est envoyé à Hérold, d'un hôpital voisin, à l'occasion de crises nerveuses. Il est né à terme, venu au monde en état de mort apparente par circulaires du cordon; il fallut, paraît-il, vingt minutes pour le ranimer. Le petit Frédéric, âgé de 12 ans 1/2, a parlé à 3 ans, il a marché à 22 mois, il a eu sa première dent à 13 mois, il n'a jamais cessé d'uriner au lit. Ses crises nerveuses l'ont tenu à l'écart de l'école, il n'est cependant pas absolument ininstruit, sa mère le dit intelligent, il s'occupe gentiment de ses frères et sœurs. Les crises nerveuses qu'il a depuis sa naissance se sont peu modifiées dans leur forme; jusqu'à 6 mois il en a eu plusieurs par jour, jusqu'à 17 en vingt-quatre heures; elles se sont toujours accompagnées de convulsions toniques et cloniques et ont été suivies d'émission d'urine. Après chaque crise, il restait hagard pendant cinq ou dix minutes. Du 6e au 7e mois, il n'aurait pas eu de crises; de 7 mois à 1 an, une

crise tous les deux ou trois jours, rarement plusieurs
par jour, elles sont plus longues. De 1 an à 6 ans il
semble guéri, il n'a rien eu; à 6 ans les crises nerveuses
recommencent, elles affirment leur caractère épileptique:
on retrouve le cri initial, l'écume aux lèvres, elles se
terminent par émission d'urine. Les parents sont dans
un grand état de misère sociale : Frédéric couche avec
deux de ses frères, il les réveille par ses grincements de
dents et la projection de son corps sur le leur. De 7 à
11 ans, il n'a pas eu de crises; de 11 ans à aujourd'hui,
celles-ci ont recommencé, deux fois par semaine au
moins, très souvent plus. L'examen neurologique montre
que ses réflexes tendineux sont normaux, le réflexe de
Babinski est indifférent ou en flexion, il n'y a pas de conservation des attitudes, les syncinésies sont peu mar-
quées, la musculature est bonne, le poumon droit est
suspect d'infiltration tuberculeuse au premier degré.
Voici l'histoire de sa famille :

Sa mère, femme de 40 ans, est bien portante, légèrement obèse; elle a eu 17 enfants, elle s'est mariée deux
fois. De son premier mari elle a eu sept enfants. Son
mari est mort tuberculeux à 32 ans. Aucun de ces
sept enfants n'est vivant : l'aîné est mort à 5 ans de
convulsions, symptomatiques vraisemblablement d'une
méningite tuberculeuse; le deuxième est mort à 1 mois
de convulsions et les cinq autres sont morts quelques
jours après leur naissance. La mère se remaria avec
un homme beaucoup plus âgé qu'elle (il a aujourd'hui
60 ans), épileptique depuis l'âge de 12 ans, atteint,
paraît-il, de bronchite chronique et éthylique. Malgré
ses tares multiples, cet homme, dont la longévité paraît
un peu anormale, a eu 10 enfants : 2 seulement sont

morts, nous n avons pas pu savoir de quoi; les autres
nous fournissent le plus bel exemple que nous connaissions d'un ensemble de frères et sœurs uniformément
tarés, ils sont tous, sauf un, de grands épileptiques. La
mère nous a raconté que, dans la chambre unique
dans laquelle ils vivent, elle n'a pour ainsi dire jamais
vécu un instant sans que son mari ou l'un de ses enfants
ne soit en état de crise. Voici le tableau des frères et
sœurs vivants de Frédéric :

SEXE	AGE	NAISSANCE	PREMIÈRE DENT	PREMIERS PAS	PREMIERS MOTS	
Garçon.	10 ans.	à terme.	11 mois.	1 an 6 m.	4 ans.	Convulsions jusqu'à 7 ans.
Garçon.	9 ans.	à terme.	1 an.	1 an 4 m.	2 ans 6 mois.	Urine au lit.
Garçon.	7 ans.	à terme.	1 an 2 mois.	1 an 5 m.	1 an 10 mois.	Urine au lit.
Garçon.	6 ans.	à terme.	1 an.	1 an 6 m.	1 an 8 mois.	Urine au lit.
Fille.	5 ans.	à terme.	»	ne marche pas.	ne parle pas.	Idiote, yeux hagards, agitation, instabilité.
Fille.	4 ans.	à terme.	1 an.	1 an 4 m.	2 ans.	Urine au lit.
Garçon.	1 an 2 mois.	prématurée (7 mois).	pas de dent.	ne marche pas.	ne parle pas.	

Deux questions restent à résoudre : Quel sera l'avenir
des enfants atteints de *retard simple essentiel?* — Quelle
place doit-on donner à la maladie dont ils sont porteurs
dans le cadre nosologique?

Que leur réserve l'avenir?

GUÉRISON TOTALE

Dans certains cas heureux, lorsque le retard a été
peu accusé, lorsqu'on peut invoquer en sa faveur des
conditions ethniques, familiales, plutôt que des conditions toxiques ou infectieuses, le pronostic peut être
considéré comme excellent : ces enfants seront aussi
bien que les autres au point de vue moteur et mental;
rien ne subsistera qui puisse déceler le retard qu'ils
ont subi. De même que certains prématurés qui, vers
l'âge de 3 ou 4 ans, sont tout à fait comme les autres
enfants et qui, par des courbes de poids régulièrement
progressives, ont fait oublier que le poids de naissance
était de 1.800 ou 2.000 grammes, de même certains
enfants atteints de retard simple essentiel, légèrement
touchés, seront de bons écoliers, de bons soldats, pourront
ensuite subvenir aux besoins d'une famille.

Pour d'autres, le pronostic doit rester plus réservé
et un aliéniste et un pédagogue avisés peuvent, dès l'âge
de 4 ou 5 ans, présumer que ces enfants seront anormaux.

Il ne faut pas être surpris d'entendre parler d'anomalies mentales chez l'enfant du premier âge. Nous-
même en avons cité des exemples à différentes reprises :
nous avons observé des hallucinations toxiques (éthy-
liques) chez un enfant de 5 ans, des phénomènes dus à
la mythomanie et à l'hyper-suggestibilité chez les enfants
de 3 et 4 ans. M. Buffet-Delmas (1) rapporte l'observa-

(1) Buffet Delmas, *Anorexie mentale chez les nourrissons. (Presse méd.,*
31 août 1912, p. 728.)

tion d'un enfant de 22 mois allant aussi bien que possible, dont les digestions étaient excellentes, qui, brusquement, refuse toute nourriture; on eut tant de difficultés à l'alimenter qu'on dut recourir au gavage par cathétérisme œsophagien, cela pendant dix-huit mois. Le total des séances de gavage s'est élevé à 2.050! Nous regrettons de ne pas savoir exactement quels sont les antécédents héréditaires et les antécédents personnels de cet enfant, qui tint si longtemps en échec la thérapeutique.

On peut résumer à trois les types cliniques principaux que représenteront plus tard ces enfants dont le premier âge s'est signalé par des anomalies de développement : 1º la débilité mentale avec toutes ses modalités de débilité intellectuelle, d'arriération scolaire, de débilité morale, de débilité de la volonté;

2º La débilité motrice plus ou moins accusée allant de la maladresse confirmée et de l'impossibilité de se livrer aux exercices corporels, aux débilités motrices légères et qu'il faudra rechercher.

On pourra du reste trouver, chez le même sujet, débilité mentale et débilité motrice réunies;

3º Enfin l'aptitude aux accidents hystériques; la suggestibilité sous toutes ses formes pourra produire des accidents chez ces enfants dont le développement mental et moteur s'est fait d'une façon anormale, traduisant une tare originelle ou précocement acquise de leur système nerveux qui longtemps encore gardera ses caractères infantiles.

DÉBILITÉ MENTALE

Pour établir que beaucoup d'enfants débiles ont eu
dans leur première enfance les retards de développement
que nous signalons, nous avons entrepris des recherches
dans les asiles, dans les écoles, et nous avons suivi pendant quelques années des enfants dont le retard nous
avait inquiété. A l'asile, c'est sous différentes formes
que nous avons vu se manifester la débilité mentale
dont ces enfants faisaient preuve. L'un d'entre eux,
qui avait eu un retard de développement assez considérable puisqu'il n'avait parlé et marché qu'à 2 ans 1/2,
est actuellement âgé de 16 ans. Tous les efforts pour
lui apprendre quoi que ce soit ont été vains. Il est mis
avec recherche et prétention, il parle beaucoup et la
majorité de ses discours tend à prouver qu'il est capable
d'accomplir les plus grandes choses; sa confiance en lui
est illimitée, il est inintelligent et vaniteux. Lorsqu'on
lui fait observer que ses paroles ne sont pas en harmonie
avec ses actes, que ses capacités restent discrètement
voilées, que ses désirs de faire les plus grandes choses
ne subissent aucun commencement d'exécution, il
répond en un langage contourné et abondant par une
succession de phrases à peu près dénuées de sens.
Il n'a cependant pas d'autres signes de débilité que la
débilité intellectuelle, il n'a pas donné de sujet, de
crainte ou d'ennui à ses parents par des actes malhon-
nêtes qu'il aurait pu commettre. Nous ne parlerons pas
ici de son hérédité; comme pour tous ceux dont nous
avons parlé, elle est particulièrement chargée; nous

étudierons ces causes de retard et de débilité consécutive dans un chapitre spécial. A l'école, on voit
également de ces enfants dont le retard des développement a été plus ou moins net se présenter avec toutes
les formes d'anomalies que BONCOUR a bien étudiées,
en collaboration avec PHILIPPE (1). Les causes responsables d'une mauvaise scolarité sont multiples : il ne
faut pas voir dans tous les mauvais écoliers des débiles
mentaux, il ne faut pas croire non plus qu'une
bonne scolarité infirme *à priori* le diagnostic de débilité
mentale. Il n'en reste pas moins que la scolarité, aux
âges qui nous intéressent, est une excellente pierre de
touche pour connaître une partie des capacités dont le
cerveau d'un jeune enfant peut donner la mesure.
Tantôt un développement physique, momentanément
ou chroniquement entravé par quelque maladie intestinale, par des végétations adénoïdes, par de la dépression physique, peut expliquer que l'enfant soit inatten-
tif, paresseux. Des traitements appropriés, des interventions chirurgicales obtiennent dans ces cas les plus
heureux résultats.

PHILIPPE et BONCOUR (2) décrivent différents types
d'écoliers anormaux : l'instable, l'asthénique, et les
subnormaux qui comprennent la plupart des types
d'écoliers atteints à un degré très léger des différentes
tares mentales. Les uns sont les excentriques ou les
originaux de THULIÉ, les autres sont impressionnables,
irréguliers, d'autres sont des simples, des naïfs, des benêts,
très voisins du débile mental, d'autres enfin sont des

(1) PHILIPPE et PAUL-BONCOUR, *Les anomalies mentales chez les écoliers.*
Alcan, 1907.
(2) PHILIPPE et BONCOUR, *loc. cit.*

infantiles. M. Jonckheere (1) attribue dans les anomalies des écoliers une part qui semble bien grande aux influences du milieu; il distingue l'arriéré médical et met en parallèle avec celui-ci les enfants qu'il distingue sous le nom d'arriérés pédagogiques, qu'une fréquentation irrégulière de l'école, que des changements d'école ont rendu tels. Nos recherches dans les écoles communales nous ont montré que les cas sont assez rares où des écoliers d'intelligence suffisante, de nature studieuse et disciplinée aient été à ce point entravés dans leur travail par des changements d'école, qu'ils soient sans aucune tare mentale des arriérés pédagogiques. Ils peuvent être ignorants, c'est leur droit, ils en usent habituellement, mais l'ignorance, en aucune façon, ne peut et ne doit être assimilée à une tare intellectuelle. Nous accepterons très volontiers la définition que donnent Philippe et Boncour (2) des arriérés intellectuels : « un écolier dont les facultés intellectuelles considérées dans leur ensemble existent mais sont retardées notablement au-dessous des facultés d'un enfant du même âge ». Thulié (3) donne les caractères principaux des débiles intellectuels : ceux-ci ont une mémoire brillante : mémoire des chiffres, par exemple, mais ce n'est qu'une mémoire mécanique, entêtement remarquable, aboulie; leur esprit peu ouvert ne saisit pas facilement les idées, encore moins leurs associations et les conséquences qui en découlent. Plus tard, ces enfants insuffisants à l'école, que le *retard simple essentiel* a sévèrement touchés, seront dans la vie des débiles mentaux. S'ils

(1) Jonckheere, *Archives de psychologie*, tome II, p. 214.
(2) Philippe et Boncour, *loc. cit.*, p. 38.
(3) Thulié, *Orthophrénopédie*, p. 286. (*Presse méd.*, Paris, 1900).

se présentent sous forme de débiles simples *apathiques*, suivant la position sociale de leur famille, ils font le tour du monde avec des médecins ou des précepteurs, ou bien ils gagnent leur vie à d'infimes emplois de manœuvres, sans que jamais aucun désir ne s'éveille en eux ni qu'aucune pensée nouvelle vienne modifier le cours de leur idéation bornée. Si leur intelligence encore qu'aussi faible est adornée de qualités secondaires brillantes, ils seront *les éparpillés* que rien n'intéresse, qui s'occupent de tout, qui parlent de tout et ne sont capables de rien. Nous avons eu la bonne fortune de pouvoir recueillir une de ces observations avec des documents assez complets pour lui conserver tout son intérêt.

Nous avons eu, par une personne chez laquelle Élise B... était en service, des détails qui, grâce à des circonstances heureuses, nous ont permis de reconstituer la vie de cette femme âgée de 52 ans.

Elle portait toujours sur elle des papiers de famille auxquels elle attachait une grande importance. L'un d'entre eux qui nous intéresse était une lettre de la nourrice d'Élise se plaignant aux parents qu'à 2 ans et quelques mois, celle-ci commençât à peine à marcher et ne prononçât pas encore un mot.

L'ensemble de la vie d'Élise peut permettre d'établir que celle-ci est atteinte de débilité intellectuelle : son langage, son absence totale de critique, les résultats pratiques de ses erreurs de jugement, en sont une preuve.

Elle sort de l'école à 12 ans, sachant à peine lire et n'écrivant son nom qu'avec la plus grande difficulté; elle entre en service chez des cultivateurs, elle s'acquitte assez bien de gros travaux de la terre, mais elle est en but aux lourdes railleries des paysans et elle forme le projet de venir à Paris.

A 17 ans elle se place comme domestique. On exploite sa niaiserie et, après avoir passé dans différentes maisons, elle suit les conseils de gens en apparence bien intentionnés : elle exige des gages que ses capacités ne justifientpoint. De 17 à 30 ans, elle mène ainsi une existence semi-vagabonde, restant peu de temps dans chaque place, Par une chance inouïe, un billet de loterie qu'elle avait acquis sur ses modestes économies la met à la tête d'une vingtaine de mille francs.

Une partie de cet argent disparaît aussitôt entre les mains de financiers qui lui promettent du 300 p. 100 d'intérêt; le reste tente un sous-officier peu scrupuleux qui lui propose le mariage. Son mari prit un commerce de vins, il s'enivra régulièrement et lorsque le bilan se solda par quelques dettes criardes, il se suicida devant elle, lui laissant un enfant vivant; trois autres étaient morts de méningite en bas âge.

Ici commença pour elle une ère de misère noire, elle déployait une grande activité dans le but louable de payer les dettes et d'élever son enfant, mais elle montre son absence totale de jugement. Lorsque par hasard elle avait une place rémunératrice, elle la quittait aussitôt pour en prendre une où le travail lui semblait moins dur, pensant que la différence de salaire serait compensée par une peine moindre.

Bientôt les ressources étant notoirement insuffisantes, elle reprenait un travail plus pénible et plus rétribué. L'expérience ne l'instruisait nullement et vingt-quatre fois en deux ans elle change de profession : posant chez les peintres, portant du linge mouillé dans les lavoirs, confectionnant des albums de cartes postales, traînant une voiture à bras aux halles ; entre temps elle vivait de la charité publique, couchant dans les asiles de nuit et mangeant les soupes populaires. Nous eûmes l'occasion de la voir et sa conversation nous édifia tout de suite sur le niveau de son intelligence. Cette femme, qui avait connu tous les quartiers de Paris, qui avait habité dans vingt endroits divers de la ville, connaissait le nom des rues, savait pour beaucoup d'entre elles le numéro de l'arrondissement ; mais elle était incapable de faire une course à plus de 100 mètres du domicile de ses patrons ; elle allait toujours chez les mêmes fournisseurs pour pouvoir leur dire : « comme hier », et ne point détailler une nouvelle commande. Si on lui proposait une aide écrite ou une explication pour faire une course nouvelle, elle prétendait que cet appui « l'embrouillerait » et elle payait sur ses maigres ressources des gamins pour exécuter l'ordre qui lui avait été donné.

Elle n'a jamais pu apprendre à lire l'heure au cadran, elle sait à peu près, d'après la position des aiguilles, qu'on est près de l'heure du déjeuner ou du dîner. On n'a jamais pu lui apprendre à se servir du téléphone. Elle suppose qu'un de ses patrons n'est pas riche parce qu'il l'envoyait fréquemment toucher des chèques et qu'aussitôt il dépensait cet argent, « semblant attendre après ».

Actuellement Élise paraît être affaiblie. Sa mémoire qui, seule, lui avait permis de faire figure dans la vie sociale, semble l'abandonner, elle oublie les faits récents, elle se souvient mal des faits anciens. On pense que, bientôt, il faudra l'interner.

Si, enfin, de graves troubles de caractère faits de méfiance et d'orgueil entraînent perpétuellement ces pauvres d'esprit à croire que leur personne est en butte à des moqueries ou à des persécutions, ils raisonneront à perte de vue sur des faits mal observés, ils seront des esprits faux ou des paranoïaques au petit pied pour lesquels la délimitation est bien difficile à donner, qui les classera parmi les êtres insupportables ou les malades. Les fonctions intellectuelles peuvent cependant être respectées, mais ces enfants tarés sont plus que tous autres appelés à être des pervers instinctifs, pathologiquement vicieux et menteurs, atteints de malignité constitutionnelle; enfin il ne sera pas rare, dans les antécédents des tiqueurs, des irritables, de trouver ce retard complet de développement que nous avons signalé.

DÉBILITÉ MOTRICE

Lorsque la cellule nerveuse ainsi touchée a demandé pour établir ses fonctions un temps beaucoup plus long que pour les enfants normaux, le système moteur pourra être intéressé au même titre, traduisant par la débilité motrice que DUPRÉ et MERKLEN (1) ont su isoler et décrire l'insuffisance fonctionnelle de leur faisceau pyramidal. « Il n'est pas besoin d'une altération grossière pour expliquer l'insuffisance du tractus moteur. Il suffit d'admettre l'insuffisance fonctionnelle de l'anastomose cortico-spinale consécutive à une lésion, soit macroscopique, soit microscopique, soit même à

(1) DUPRÉ et MERKLEN, p. 11, *loc. cit.*

une insuffisance qualitative congénitale. » Cette débilité motrice est fréquente jusqu'à l'âge de 7, 8 ou 9 ans. A partir de ce moment, elle peut s'amender, les caractères de la débilité motrice restant unilatéraux ou bien disparaissant complètement.

On sait comment doit être considérée l'incontinence d'urine régulière et tenace, quelle valeur a la constatation de la syncinésie à 5, 6 ou 7 ans, et combien les muscles de ces enfants sont en état permanent d'hypertonicité qui empêche la résolution volontaire du muscle. Ces malades sont les paratoniques de Dupré. Il en est de ceux-ci, chez lesquels la débilité motrice persiste beaucoup plus longtemps ; elle est exaspérée par les incidents physiologiques, tels que la menstruation. Latente, dans d'autres cas, elle n'est mise en évidence qu'à l'occasion d'une fatigue ou d'une maladie.

Le 17 octobre 1912, le jeune D. A..., âgé de 5 ans, entre dans le service de l'un de nous (1), parce qu'il ne marche que très difficilement, qu'il titube et que, lorsqu'il est debout, il ne peut conserver son équilibre qu'en se tenant appuyé après un meuble. D'après les parents, cet état remonterait à un mois seulement, et serait consécutif à une maladie infectieuse indéterminée au cours de laquelle l'enfant aurait été pyrétique pendant une quinzaine de jours. Il ne paraissait pas souffrir : dans son lit, il se tenait sage, jouait tranquillement. L'examen de ses fonctions psychiques montrait que son intelligence, dans ses différentes modalités, était tout à fait normale.

(1) Lesage et Collin, *Troubles passagers de la marche et de la station chez un enfant de 5 ans.* (*Médecine infantile,* mai 1913.)

L'examen neurologique de l'état de sa réflectivité aux membres inférieurs dénotait de l'exagération très nette de tous les réflexes tendineux. De plus, le réflexe de l'orteil, des deux côtés, se faisait en extension par les méthodes de recherches de GORDON, de BABINSKI et d'OPPENHEIM. A gauche, les petits orteils se mettaient en éventail sous l'influence de l'excitation plantaire. L'enfant conservait bien les attitudes données; son bras gauche, notamment, restait un temps très long dans une position fatigante, alors même que l'on avait quitté le boxe dans lequel il était alité.

La titubation, la perte d'équilibre, les troubles de la marche, sont des symptômes si nets qu'ils commandent immédiatement l'examen détaillé des fonctions cérébelleuses : celui-ci révèle que la diadoccocynésie est bonne, la catalepsie cérébelleuse existe aux membres inférieurs, mais cette constatation perd de sa valeur parce que l'enfant conserve les attitudes aux membres supérieurs et qu'il est fréquent, lorsque la résistance à la fatigue physiologique est prolongée, de constater la même faculté aux membres inférieurs. De plus, aucun signe n'attire l'attention sur l'encéphale; on ne peut trouver aucun symptôme faisant penser à une néoplasie endo-crânienne : pas de douleur, pas de somnolence, pas de vomissements; l'examen de la réflectivité irienne indique un fonctionnement parfait, les pupilles accommodent à la distance et réagissent parfaitement à la lumière. L'examen du fond de l'œil fait constater qu'il n'existe aucune stase papillaire. La netteté des signes d'hyperréflectivité tendineuse des membres inférieurs, la présence du signe de BABINSKI nous fit penser que sa marche, encore qu'un peu atypique, pouvait être due à une paraplégie, et une trace d'un abcès froid cicatrisé dans la région de la fosse iliaque externe droite orienta nos recherches vers le mal de Pott. Nous crûmes pouvoir conclure qu'il n'existait point de mal de Pott, et nous eûmes le plaisir de voir dans le service M. Ménard, de Berck, qui, sur notre prière, examina l'enfant et appuya notre opinion de toute son autorité.

Cependant, malgré les diagnostics pessimistes qu'a-vaient pu émettre les différents médecins suivant la vi-site, nous crûmes devoir porter un pronostic moins sombre et pouvoir annoncer que cet enfant n'était pas gravement atteint, qu'il marcherait bientôt et que ces troubles si graves en apparence trouvaient leur explication dans ce fait qu'il s'agissait d'un débile moteur con-génital et que sa débilité motrice avait été exagérée passagèrement par la maladie fébrile qu'il avait eue quelque temps avant son entrée à l'hôpital. Les antécé-dents de cet enfant montrent bien qu'il a toujours été un débile moteur. Ses parents sont bien portants, il a cinq frères et sœurs bien portants également, deux autres sont morts à 3 et à 5 ans de méningite tuberculeuse. Lui-même est né à terme, il a parlé vers 2 ans, sa pre-mière dent est apparue à 8 mois, il n'a marché qu'à 23 mois, toujours maladroitement, dit la mère : « il conservait mal son équilibre », il a uriné au lit jusqu'à l'âge de 4 ans, d'une façon continue. A 3 ans 1/2, il eut une rougeole à la suite de laquelle apparut l'abcès froid de la fosse iliaque externe qui donnait quelque véracité au diagnostic hypothétique de mal de Pott.

Quinze jours après ce premier examen, l'enfant com-mença à se lever, sa marche toujours un peu hésitante faisait des progrès de jour en jour, et bientôt nous eûmes le plaisir de le voir courir dans les corridors, de le voir marcher sans aucune titubation.

Les signes de réflectivité tendineuse et cutanée s'étaient modifiés, la vivacité extrême des réflexes tendineux n'existait plus. Sur 10 excitations plantaires, il réagissait une fois seulement en extension. Nous laissâmes cet enfant jouer avec ses camarades, il se donna du plaisir et du mouvement à cœur joie, et, au bout de quelques jours, nous vîmes réapparaître, après la fatigue, tous les signes de débilité motrice. Ceux-ci cédèrent encore au repos et l'enfant partit de l'hôpital après un séjour de deux mois, marchant et se tenant correctement.

L'intérêt de cette observation tient à ce que l'inconnaissance de la débilité motrice et de la prolongation du type infantile pouvait faire porter des diagnostics erronés et méconnaître l'avenir relativement très bon de cet enfant. DUPRÉ, dans son enseignement, et COURSHMANN ont bien insisté sur ce fait que la fatigue, les maladies infectieuses, les incidents physiologiques exagèrent les signes d'une débilité motrice presque latente. C'est le cas du petit malade qui nous a occupé. La connaissance de ces notions nous a évité des traitements intempestifs. L'enfant a été revu le 1er mars parfaitement bien portant.

Comme DUPRÉ l'enseigne, il n'est pas rare de trouver la débilité mentale unie à la débilité motrice; leurs rapports sont cependant des plus variables, leur parfaite indépendance s'affirme dans de nombreux cas. Parmi les observations que nous avons pu recueillir de débilité mentale et de débilité motrice il semble, comme il est légitime de le supposer, que les fonctions atteintes ont eu un

.développement beaucoup plus lent. Nous avons relevé quelques exceptions. Les unes, très rares, ont trait à des enfants atteints de l'une ou l'autre de ces débilités et qui ont parlé et marché en temps normal, les autres, plus fréquentes et d'un intérêt pronostic considérable, se sont rencontrées chez des enfants dont ces fonctions s'étaient précocement développées.

HYSTÉRIE INFANTILE

A côté des nombreux enfants qui ont triomphé de leur retard de développement et de ceux chez lesquels le même retard devait être considéré comme prémonitoire d'une débilité motrice ou mentale, il est toute une catégorie d'enfants qui, par le fait que leur développement nerveux s'est accompli lentement et insuffisamment, sont sujets aux accidents hystériques.

Nous avons, dans une récente publication (1), tâché de montrer quelle est la limite qu'il convient de donner au terme *hystérie*, et nous avons essayé de grouper les caractères spécifiques de la grande névrose : « Seuls sont capables de faire des accidents hystériques les enfants qui, de par leur hérédité toxi-infectieuse, ont eu un retard de développement électif, et qui, avant même toute manifestation hystérique nette, sont *mythomanes et hyper-suggestibles*. Voilà bien le terrain sur lequel germeront les accidents hystériques. » C'est donc parmi ces enfants qui ont eu un retard de développement que l'on doit s'attendre à voir éclore l'interminable série des accidents

---

(1) ANDRÉ COLLIN, *Gazette des hôpitaux*, 17 décembre 1912, n° 144.

dus à la suggestibilité et détruits par la contre-suggestion.

Les observations que nous avons pu recueillir depuis confirment cette manière de voir. L'hystérie, de par ses caractères primordiaux, ne se développe que grâce à la persistance des caractères infantiles. BINET (1) dit en parlant de l'enfant : « Une très forte suggestibilité est en effet naturelle à l'enfant, elle fait partie de sa psychologie normale au même titre que le sentiment de la peur; mais le développement régulier des fonctions intellectuelles et morales diminue progressivement cette suggestibilité enfantine sans qu'il soit le plus souvent nécessaire d'aider l'œuvre de la nature. » CHARCOT dit : « L'hystérie chez l'enfant ne tient pas. » Bien souvent, cependant, lorsque le retard de développement auquel elle est due ne se compense qu'à un âge beaucoup plus avancé, l'hystérie « tient ».

Parmi les cas d'hystérie indubitable que nous avons pu relever, en n'acceptant pour telle que les états mentaux et somatiques sur lesquels la suggestibilité peut imprimer des paralysies allant jusqu'à la contracture ou un état pathologique durable inconsciemment simulé, nous avons toujours trouvé que la manière d'être propre aux enfants avait continué au delà de l'âge normal et qu'ainsi s'explique la présence des accidents hystériques chez les individus qui ont conservé les caractères infantiles.

Il est inutile de rappeler ici les si intéressants travaux de BABINSKI et de DUPRÉ sur la façon dont il convient de concevoir la névrose hystérique. Nous avons pu vérifier

---

(1) BINET, *La suggestibilité*, 1900, p. 390.

l'exactitude des dires de ces maîtres, et c'est en recher-
-chant la symptomatologie qu'ils ont décrite que nous
avons demandé que l'on réservât le nom d'hystériques
aux seuls sujets qui dès l'enfance présenteraient ces
signes : ils ont tous une hérédité chargée, toxi-infectieuse
ou similaire; la mythomanie et la suggestibilité patholo-
-giques ne se rencontrent que sur des terrains préparés;
le développement de ces enfants est *lent* ou *précoce* ou
irrégulier.

La petite O..., âgée de 5 ans, que nous avons eu l'occasion d'observer, est fille d'un père alcoolique et tuberculeux, d'une mère en apparence bien portante. Elle est
la cinquième et dernière enfant; un de ses frères a une
tumeur blanche du genou, deux autres sont morts en
bas âge. Elle a marché à 2 ans, elle a parlé à 9 mois, elle
disait distinctement « j'ai faim » à cet âge; elle a eu sa
première dent à 11 mois, elle a uriné au lit jusqu'à
trois ans. Elle était venue consulter pour une douleur
dans le bras gauche, et sa mère nous dit: « Je ne crois pas
que ce soit grand'chose, car elle a toujours mal quelque
part; l'année dernière elle est restée trois semaines sans
pouvoir marcher et les médecins ne lui ont rien reconnu »,
et elle ajoutait qu'elle ne supposait point que ce soit chez
l'enfant « des idées », car il est impossible de voir une
enfant plus calme, plus réfléchie et plus intelligente. « Elle
est bien différente des enfants nerveux, » disait la mère.
Malgré ces renseignements qui sont ceux que l'on
recueille habituellement sur le compte de ces petites
hystériques, nous procédâmes à l'examen neuro-psy-
chiatrique de l'enfant. Elle nous frappa d'abord par
l'aspect sérieux et réfléchi de ses traits; la partie supé-

rieure de son visage, lorsqu'on dissimulait la partie inférieure, semblait beaucoup plus âgée, la partie inférieure réciproquement conservait un caractère poupon. Notre maître Séglas avait à la Salpêtrière attiré notre attention sur ce fait, nous l'avons maintes fois vérifié depuis.

La petite O... ne conservait aucun signe de débilité motrice, mais elle gardait les attitudes données d'une façon parfaite, presque indéfinie, malgré que, par un ordre parlé ou par tous autres moyens, on essayât de changer le cours de ses idées et qu'on lui fournît mille prétextes à modifier sa position. Nous l'interrogeâmes en l'absence de ses parents et nous apprîmes, non sans surprise, que bien qu'elle semblât parfaitement tenue et soignée, elle avait à se plaindre amèrement de fautes de soins de ses parents à son égard. « Jamais on ne lui changeait son linge, jamais on ne la lavait, souvent on la privait de nourriture, pendant trois jours on l'avait enfermée dans un cabinet noir avec des rats. Nous pûmes nous convaincre qu'il s'agissait là d'inventions pures, et la mère nous apprit qu'elle avait fait un récit analogue à la directrice de l'asile qui discrètement avait enquêté.

« L'enfant hystérique joue d'instinct la comédie », a dit Jules Simon. Kovalesky (1), qui a bien étudié ce côté de l'esprit hystérique, rapporte des exemples analogues à celui que nous venons de citer. Il parle d'une petite fille qui, depuis trois ou quatre jours, refusait toute nourriture afin de maigrir pour se rendre intéressante. Philippe et Boncour (2) retrouvent les mêmes caractères

---

(1) Kovalesky, *Psychologie criminelle.* Vigot, 1903.
(2) Philippe et Boncour, *loc. cit.*, p. 83.

dans les narrations que ces enfants ont à faire en classe. Ils choisissent des récits dans lesquels ils jouent toujours un rôle glorieux : ils s'élancent dans les flammes pour arracher à la mort un vieillard impotent ou un enfant au berceau.

Quelle que soit l'évolution de ces petits hystériques, il nous semble que la précoce connaissance de cet état psycho-somatique est d'un intérêt primordial; cela permettra d'éviter à ces enfants les fréquentations douteuses qui impressionneraient fâcheusement leur mentalité malléable. Il faudra tenir ces enfants au repos, faire tous les sacrifices pour hâter leur finition nerveuse et redoubler de vigilance aux époques de la puberté, lorsque des incidents physiologiques viendront exagérer leurs tendances constitutionnelles.

Nous venons de voir quelles sont les voies dans lesquelles s'engagent les enfants atteints de retard simple essentiel. Le pronostic est variable suivant l'étiquette que l'on devra mettre sur ces états de débilité ou d'hystérie et si, de par le début de leur existence, de par les maladies mentales auxquelles les uns et les autres sont exposés, de par leur hérédité pathologique, de nombreux points communs réunissent ces individus d'aspect si différent, il n'en est pas moins immédiatement utile de prédire ce que laissera après lui le retard de développement simple essentiel.

L'enfant est-il destiné à devenir un hystérique, sa motricité ne sera point touchée, son intelligence non plus; celle-ci pourra être très brillante au même titre qu'elle pourra être médiocre, voire même insuffisante. On constatera chez ces enfants plus souvent qu'un retard complet et général une dysharmonie dans l'établissement des premières fonctions, on constatera précocement des tendances imaginatives vives, un côté théâtral du carac- tère, une disproportion flagrante entre la valeur des récits enfantins et le but que ceux-ci cherchent à atteindre. Enfin, la suggestibilité est mise en évidence d'une façon nette et précise par la constatation du signe du bras. Cette conservation anormale des attitudes est un trait d'union entre la suggestibilité pathologique hystérique et la suggestibilité physiologique infantile, c'est une explication de la genèse même de l'hystérie qui, quels que soient les ornements symptomatologiques dont elle s'accompagne, ne survient que chez des individus dont le développement retardé conserve très longtemps encore les caractères infantiles.

L'avenir de l'enfant doit-il être celui d'un débile intellectuel? On trouvera dès l'âge de 3 ou 4 ans l'ébauche d'un des types que nous avons décrits. Tantôt il s'agit d'enfants apathiques que rien n'intéresse et qui passent des journées entières à se balancer sur leur lit, à frotter leurs mains l'une contre l'autre ou à se livrer à quelque passe-temps stupide, tel que de tourner en une de leurs mains un coin de leur tablier et cela pendant des heures. Tantôt, on verra que le langage retardé dans son apparition est devenu vers 2 ans 1/2 écholalique et qu'il est actuellement psittacisant. Cer- tains de ces enfants pour lesquels nous demandons que l'on réserve le pronostic mental discourent à perte de vue et ajoutent les uns aux autres des mots respec- tivement dénués de sens. Ils comprennent lentement, ils se trompent dans l'accomplissement des ordres les plus simples; ils font illusion cependant par leur verbiage dont on voudrait expliquer la pauvreté en idées par le caractère de jeunesse qui lui est inhérent. A la maison, ils ont compris, plus tard qu'aucun autre enfant, les dangers du feu, des fenêtres; ils font preuve d'une poltronnerie exagérée ou d'une témérité absurde qui montrent déjà leur absence totale de jugement dans la sphère, si réduite soit-elle, capable de les intéresser. Ces petits débiles intellectuels se dessinent déjà : leur esprit faux, leur absence de discernement donnent à qui veut les rechercher maintes et maintes preuves de l'insuffisance de leur intelligence; un enfant de 4 ans intelligent s'occupe déjà à des jeux qui mettent en œuvre son activité intellectuelle et son raisonnement; les autres jouent d'une façon absurde sans que les qualités brillantes dont ils semblent faire preuve en leur langage soient jamais mises à profit. Pour d'autres enfin, l'orientation du caractère se montre déjà vers cet âge. Ils ajoutent aux qualités intellectuelles que nous venons de passer en revue de la méfiance que bien souvent, et à tort, on prend pour de la sagesse.

Les débiles moteurs enfin, qu'ils soient simples ou atteints concurremment de débilité mentale, se reconnaissent aisément aux signes somatiques sur lesquels nous avons insisté. L'évolution de leur débilité motrice est, le plus souvent, favorable; les cas sont rares, bien que certains, dans lesquels la débilité motrice accentuée persiste sans qu'il y ait un grave trouble organique cérébral ou spinal.

DÉBILITÉ MORALE

Nous ne saurions passer sous silence les cas de débilité morale qui, souvent, sont consécutifs au « retard simple essentiel ». L'enfant est intelligent, sa motricité est parfaite, il ne présente aucun accident hystérique, il n'est pas épileptique, mais dès 4, 5 ou 6 ans il montre ses mauvais penchants. Des actes délictueux, une précoce irrégularité de conduite, une fâcheuse tendance à faire du mal à ceux qui l'approchent, à briser les objets, dénotent de la *perversion instinctive*. Toutes les modalités de perversion pourront se voir : tel enfant est brutal, mais n'est pas méchant ; tel autre torture les animaux, torture ses frères et sœurs ; tel autre enfin est l'objet de plaintes qui forcent les pouvoirs publics à s'occuper de lui.

Le petit D..., âgé de 14 ans, est amené par son père, parce que, depuis l'âge de 9 ans, il a fait 12 fugues ; il a commis différents larcins, et le père a dû demander au tribunal l'autorisation de le mettre dans une maison de correction. Le dernier acte qui avait motivé cette mesure rigoureuse était le vol de la chaîne et de la montre en or de son grand-père, vol exécuté avec toutes les précautions nécessaires pour ne pas être surpris. Ces objets avaient été vendus ensuite à un bijoutier peu scrupuleux et le produit partagé entre le petit D... et deux de ses camarades.

Cet enfant, correctement vêtu, se présente bien, mais oppose le mutisme à toutes les sollicitations bienveillantes ou sévères pour le faire parler. Il paraît intelligent, ses réactions sont vives, il comprend tout de suite ; au bout de quelques instants nous arrivons à gagner sa confiance et à obtenir quelques réponses. Toutefois, il se refuse absolument à donner la moindre explication sur l'emploi de son temps pendant les fugues. Il essaye d'égarer l'auditoire sur le motif de ces absences prolongées. Sa scolarité est moyenne, il n'a jamais voulu se présenter aux examens du certificat d'études.

Cet enfant a eu sa première dent à 12 mois, il n'a dit le premier mot compréhensible qu'à 3 ans, il a marché à 2 ans passés et il a uriné au lit jusqu'à près de 6 ans.

Sa motricité n'a pas été intéressée par ce retard; son intelligence est, nous l'avons dit, normale, il ne paraît déficient que par son absence totale de moralité et par le mauvais emploi qu'il fait de son intelligence. Il a été renvoyé de cinq écoles, renvoyé de huit ateliers.

Le diagnostic porté sur lui par le professeur Gilbert Ballet a été celui de *perversions instinctives*.

Nous voyons que ces perversions instinctives se trouvent chez un enfant ayant eu un retard de développement total. Il n'est pas épileptique, il n'a eu aucune convulsion dans l'enfance, aucune maladie grave à quoi rattacher ce retard d'une part, les perversions instinctives d'autre part. Il n'y a pas d'hérédité similaire névropathique, le père est un honnête employé, la mère, une brave ménagère. Les grands-parents victimes de ses vols l'ont élevé et l'ont entouré de soins. Il a un frère de 5 ans qui, au contraire de lui, est un enfant brillant, intelligent, faisant montre d'une grande affectivité.

A notre avis, la syphilis est responsable de ce retard de développement : la mère a fait quatre fausses couches inexpliquées et le père, ancien colonial, n'ose affirmer qu'il n'a pas eu la syphilis.

En résumé, nous voyons ici un des modes d'évolution du retard simple qui n'a rien laissé dans la motricité ni dans l'intelligence.

Si nous avions été interrogé, il y a une dizaine d'années, sur l'avenir de cet enfant, ce retard de développement aussi net nous aurait commandé de faire des réserves sur un point quelconque de son évolution ultérieure. Son observation démontre aujourd'hui que nous aurions eu raison. Nous avons revu le père ces jours derniers; il venait nous demander conseil : l'enfant a fait une nouvelle fugue de quatorze jours.

Si telles sont les évolutions possibles du *retard simple essentiel* qui lui donnent déjà une physionomie bien particulière, il est intéressant de noter que les différences séméiologiques que nous avons constatées entre le retard simple et les retards dus à d'autres causes viennent préciser encore leur caractère clinique par ce que nous savons de l'avenir de toute cette catégorie d'enfants retardés. Les retards les plus considérables que nous ayions constatés, conciliables avec un bon pronostic, sont les retards mentaux et moteurs liés au rachitisme, et l'explication de ce fait est fort simple, car dans ces cas le système nerveux, lorsqu'il est intéressé, ne l'est pas uniquement : l'organisme tout entier a sa part, toute l'évolution est lente et retardée. Le professeur MARFAN (1) a dit en parlant du rachitisme : « Si l'élément osseux n'est qu'un symptôme de cet état, ordinairement d'ailleurs le plus net, à côté de symptômes hématiques et lymphatiques, il n'est pas illogique de supposer que l'appareil neuro-musculaire lui aussi puisse être touché par la cause morbide encore imprécisée intra ou extra-utérin (insuffisance glandulaire, intoxication alimentaire) qui, agissant à cette période spéciale de la vie, conditionne le grand syndrome. »

L'enfant ne marche pas parcequ'il manque de vigueur, parce que ses os aux diaphyses imparfaites lui forment une mauvaise charpente, parce que ses muscles ont un

---

(1) MARFAN, *Rachitisme congénital.* (*Semaine médicale*, 1906, p. 481.)

tonus nerveux insuffisant; toutes ces conditions réunies prolongent la période d'inaction; on conçoit que le pronostic isolé du névraxe soit allégé de toute la part de responsabilité qui revient aux autres systèmes de l'organisme. Souvent, les rachitiques sont spécialement intelligents; nous avons, à l'école communale, conduit une enquête parallèlement sur l'état de la scolarité et l'état somatique des enfants les mieux notés. Dans une grande proportion, nous avons trouvé chez la plupart de ceux-ci des stigmates de rachitisme, notamment un léger bourrelet crânien, et dans les cas heureux où nous avons pu reconstituer leur passé, il nous a été permis de constater que le diagnostic de rachitisme avait été porté dans leur jeune âge, qu'ils avaient parlé et marché très tard, que l'une et l'autre de ces fonctions avaient eu parfois, dans leur établissement, un an de différence. Ces constatations que nous esquissons sur le rachitisme devront être reprises dans un autre travail, elles jettent un jour intéressant à la fois sur les rapports du développement mental et physique de l'enfant et sur la façon dont réagit le système nerveux aux infections chroniques et atténuées qui sont l'étiologie du rachitisme. Nous n'insisterons pas sur les pronostics respectifs que comportent la maladie de LITTLE, la maladie d'OPPENHEIM, le myxœdème; ces maladies ont été bien étudiées par tous les auteurs, il n'y a pas de danger vital immédiat. Le pronostic à longue échéance est variable avec l'intensité de la maladie; il faut que le médecin sache les différencier du retard simple et les différencier entre elles précocement, pour que, de ce seul fait, le pronostic puisse être posé, différent pour chaque cas.

Trois questions nous restent à résoudre concernant

l'avenir éloigné de l'enfant atteint de retard simple
essentiel : 1º ce retard électif signifie-t-il que l'enfant, à un
âge plus avancé, pourra être rangé au nombre des infantiles et des chétifs? 2º sera-t-il plus prédisposé à faire des
complications nerveuses à l'occasion d'une infection ou
d'une intoxication? 3º cette fragilité de son système
nerveux qui ne s'est, jusqu'à présent, traduite que par du
retard ou par de la débilité mentale ou motrice ou de
l'hystérie, fera-t-elle de cet enfant un candidat à la démence neuro-épithéliale, aboutissant ultime de toutes
les atteintes propres à la cellule nerveuse elle-même.

INFANTILISME

Il importe, en abordant la question de l'infantilisme,
d'accepter des définitions précises, car les auteurs ont
étendu ce qualificatif à des individus somme toute différents. La bibliographie sur ce point est riche. ETTORE
LÉVI (1) définit l'infantilisme « persistance, chez un
sujet déterminé, de caractères somatiques et psychiques
propres à un âge beaucoup moins avancé que l'âge réel
(quel qu'il soit) du sujet en question ». Il conclut en
disant : « 1º les infantiles du type LORAIN ont droit à
être compris dans la catégorie des infantiles vrais; 2º les
infantiles vrais ne peuvent être considérés tous comme
d'origine hypo-thyroïdienne. » Ces conclusions s'opposent
à celles de BAUER (2), qui veut réserver le nom d'infantilisme au type décrit par BRISSAUD et qui propose le nom

---

(1) ETTORE LÉVI, *Nouvelle Iconographie de la Salpêtrière*, 1910, p. 20.
(2) BAUER, *Nouvelle Iconographie de la Salpêtrière*, 1910, tome XXII,
p. 25.

de « chétivisme » pour l'infantilisme de Lorain. Auparavant nous avons pu lire dans la thèse de Breton, de Lille (1), les conclusions suivantes : « 1º Au point de vue clinique, l'infantilisme type Lorain et l'infantilisme type myxœdème, différents si on ne les étudie que dans leurs manifestations complètes et classiques, ont des points de contact très intimes et très nets ; il est facile de remonter de l'un à l'autre par l'intermédiaire de toutes les formes frustes du myxœdème et de l'infantilisme de Lorain ; 2º au point de vue pathogénique, ces deux variétés d'infantilisme se rencontrant sur le même terrain, à leur origine existe toujours un trouble de la fonction thyroïdienne. Chez le myxœdémateux la dysthyroïdie est primitive, chez l'infantile type Lorain elle est secondaire. Dans ce dernier cas, la maladie primitive : tuberculose, syphilis, rachitisme, (etc.), a porté son action sur la glande thyroïdienne au même titre que sur les autres organes ; la fonction troublée a eu ici pour conséquence l'arrêt de développement de l'organisme : la thérapeutique le prouve. »

Bauer (2), amorçant les discussions qu'il devait avoir un peu plus tard avec Ettore Lévi, insiste sur la précision qu'on doit donner au terme d'infantilisme et le revendique pour le seul myxœdème fruste. « D'après la définition de Meige, l'infantilisme est caractérisé chez un sujet qui a atteint ou dépassé l'âge de la puberté par des caractères morphologiques appartenant à l'enfance. Le retard de développement physique s'accompagne de retard de développement psychique. » Bauer veut

---

(1) Breton, *Syndrome infantilisme, sa nature disthyroïdienne.* (Thèse de Lille, 1901-1902.)

(2) Bauer, *Infantilisme et chétivisme.* (*Presse médicale*, 4 décembre 1909.)

réserver le nom de chétivisme aux enfants du type LORAIN, à ceux que BRISSAUD « voyait par le gros bout de la lorgnette ». « Des malvenus, retardataires à tous égards, de petit esprit, de petite taille et le plus souvent de petite santé ... » « Soit un vice original de nutrition, soit un défaut de l'hématose fixe la forme définitive du sujet comme en un moule de petit calibre, le seul qui lui convienne. »

SOUQUES (1) définit l'infantilisme « un symptôme somatique d'insuffisance fonctionnelle de la glande génitale interstitielle constituée essentiellement par l'hypoplasie et l'atrophie des organes génitaux et par l'absence des caractères sexuels secondaires chez un individu ayant dépassé l'âge de la puberté »... Tantôt ces caractères n'apparaissent pas, et c'est l'infantilisme proprement dit; tantôt ils tendent à disparaître, et c'est l'infantilisme régressif de GANDY. La taille n'est pas intéressée, les infantiles peuvent grandir au delà de l'âge ordinaire, par absence de la soudure des épiphyses; il existe un type primitif, correspondant au type de castration précoce, et un type secondaire à la lésion de l'hypophyse ou du thyroïde; et d'après les travaux de SCHŒNBERG et FRIEBEN, de PÉZAR, de BERGONIÉ et TRIBAUDEAU, SOUQUES considère comme bien démontré que l'infantilisme est dû à l'insuffisance de sécrétion interstitielle du testicule.

Toutes ces considérations, si intéressantes soient-elles, sur le groupe des infantiles, des chétifs, des myxœdémateux frustes ont trait à des types de malades qui s'écartent beaucoup de ceux que nous étudions. Comme on pourra le voir dans les tableaux que nous donnons plus

---

(1) SOUQUES, *Infantilisme et insuffisance de la sécrétion interne du testicule.* (*Presse médicale*, 26 juin 1912.)

loin, parmi tous nos enfants retardés, dans leur parole, dans leur marche ou dans leur dentition, les défauts de taille, l'infantilisme, le nanisme, le chétivisme, se rencontrent peu fréquemment aux âges très différents auxquels nous avons pu observer ces enfants. D'autre part, l'étiologie que les auteurs les plus autorisés accordent à toutes ces variétés d'insuffisance structurale s'écarte, comme nous le verrons, de celle que nous croyons devoir attribuer au retard simple essentiel, où les fonctions nerveuses sont atteintes sous une apparence de santé générale, de taille et de développement normaux.

La question de l'infantilisme nous intéresse cependant dans ses rapports avec le développement du système nerveux. Ces rapports sont de trois ordres : il peut y avoir infantilisme et retard, infantilisme sans retard, et retard sans infantilisme, ce dernier correspondant aux cas que nous avons étudiés précédemment.

A l'âge qui nous intéresse, il est assez difficile de porter un jugement motivé sur le développement de la taille; beaucoup d'enfants se mettent à grandir assez subitement, d'autres ont une croissance extrêmement irrégulière, ils prennent quelques centimètres de taille de plus en une année; le résultat de l'année suivante ou de l'année précédente sera tout différent. C'est donc avec les plus expresses réserves que l'on pourra dire si la taille est normale ou non, il faudra en tous cas bien savoir que ce jugement n'a de valeur que d'une façon toute temporaire. Nous trouvons des bases d'appréciation dans un article de Mayet (1). Cet auteur cite les

(1) Mayet, *Développement physique de l'enfant.* (*Journal médical français*, 15 septembre 1912, p. 366.)

courbes moyennes de poids pour la première année, 3.250 à 9.000 grammes; vers 13 ans l'enfant pèse de 30 à 35 kilogrammes, qu'il a progressivement gagnés. Il établit le cœfficient de robusticité que l'on obtient en soustrayant du chiffre de la taille en centimètres la somme des poids en kilogrammes et du périmètre thoracique en centimètres. Vers 11 ans le cœfficient de robusticité est de 43 environ, alors que chez les conscrits il est de 23 à 24. Il est de 30 à 5 ans.

La constitution est d'autant plus mauvaise que le chiffre est plus élevé au-dessus de la moyenne, d'autant meilleure que le chiffre est plus bas. Nous laissons à l'auteur toute la responsabilité de ses conclusions, nous nous bornerons à dire qu'il nous a été permis d'observer des cas où l'insuffisance de taille, la pauvreté du cœfficient de robusticité s'alliaient à un retard complet du développement du système nerveux. L'enfant en observation a été nourri au sein, il est né à terme, mais il a parlé à 2 ans, marché vers la même époque. Il se présente à nous sous forme d'un petit débile moteur et mental, haut de taille, apathique, porteur de végétations adénoïdes. Il est incapable d'avoir une scolarité suffisante. Nous voyons donc chez cet enfant qui représente à un degré avancé l'évolution péjorative du retard simple que les autres appareils ont été intéressés eux aussi: les os, les muscles sont au-dessous de leur tâche; il s'agit là d'un descendant d'alcoolique qui nous montre que, si ce n'est pas le cas habituel, le retard de développement général peut s'allier au retard dans le développement nerveux.

SUSCEPTIBILITÉ AUX INTOXICATIONS ET INFECTIONS

Nous devons envisager comment ces enfants, dont le premier âge a donné ces signes incontestables de retard simple essentiel, se comportent vis-à-vis des infections et des intoxications. Il est de constatation banale que les idiots résistent avec une facilité remarquable aux maladies épidémiques.

Le rôle des infections, des intoxications sur les enfants légèrement débilités dans leur système nerveux a été diversement interprété. On sait que les débiles moteurs, sous l'influence d'une infection légère, grippe, angine, fatigue, à l'occasion des règles, exagèrent leur maladresse d'une façon passagère. CHASLIN (1), d'autre part, reconnaît que la suspension des accès d'épilepsie est fréquente sous l'influence infectieuse.

Nous avons pris des observations auxquelles nous ne saurions attacher une trop grande importance, étant donné que nous n'avons pas nous-même constaté le fait. Celles-ci, au dire des parents, constatent que tel enfant en retard pour la marche et la parole a fait, en quelques semaines, à la suite d'une broncho-pneumonie grave, des progrès incontestables.

Inversement, nous avons vu à l'hôpital Hérold un enfant atteint de mutisme volontaire. Cet état durait depuis deux mois et les parents nous apprirent que cet enfant développé tardivement, depuis l'âge de 4 ans jusqu'à l'âge de 5 ans 1/2 où nous l'observâmes, avait fait de grands progrès et parlait comme tous les enfants

(1) CHASLIN, *Eléments de séméiologie et de clinique mentale*, p. 273.

A. COLLIN — Développement de l'enfant.   7

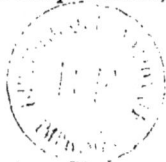

de cet âge, lorsque survint une rougeole d'intensité
moyenne à la suite de laquelle s'installa le mutisme que
nous avons constaté. Que faut-il penser de cette étiologie? S'agit-il d'accidents pithyatiques? La question est
difficile à résoudre. Nous aurons des constatations plus
précises en examinant l'action variable des intoxications, intoxication alcoolique par exemple.

Une famille composée de quatre enfants, du père et
de la mère, s'adonnait, le dimanche, à des excès immo-
dérés de boisson; le père, chef incontesté de la famille,
s'attribuait une quadruple ration et résistait assez bien;
la mère tombait rapidement ivre-morte; quant aux
enfants, l'aîné et le dernier, qui n'avaient pas eu de
retard de développement, en étaient quittes pour une
ivresse dissipée le lendemain; les deux enfants intermédiaires, l'un et l'autre respectivement retardés dans
leur motricité et dans leur intelligence, ayant donné
tous les signes de retard dans la première enfance, faisaient des complications mentales de l'alcoolisme; pendant deux ou trois jours ils donnaient des signes d'intoxication subaïguë; nous vîmes l'un d'eux un mardi
matin : depuis le dimanche il avait des hallucinations, il
ne pouvait rester en repos, il criait que des bêtes lui
mangeaient les pieds, et son délire onirique durait en
général, au dire des voisins, les trois premiers jours de
la semaine.

DERNIER TERME DE L'ÉVOLUTION PATHOLOGIQUE

Le premier stade est le retard, le second stade,
hâtons-nous de le dire, est généralement tout à fait

normal lorsqu'il s'agissait bien de retard simple essentiel ; il ne faut pas à plaisir noircir l'horizon ; ces enfants, qu'une toxi-infection que nous avons dit être légère a atteints, sortiront dans beaucoup de cas tout à fait indemnes en leur intelligence et en leur motricité, et ce n'est pas là le moindre intérêt de la question de savoir que le pronostic du retard simple, sans être aussi bon que le pronostic nerveux du rachitisme, n'en est pas moins un des meilleurs que puissent espérer les enfants en retard dans leur développement. Si, au contraire, l'évolution montre dès le début une orientation vers un des états de débilité motrice, de débilité mentale ou d'hystérie que nous avons relatés, il faut savoir que le troisième stade pourra être plus grave et que cette cellule, qui a déjà donné des preuves cliniques d'insuffisance et de fragilité, pourra, brûlant les étapes, se détruire précocement.

Le professeur BALLET, dans son enseignement et notamment dans son cours du 18 mai 1913, réfutant les opinions outrancières émises sur la pathogénie de la démence précoce, reconnaît que, sur un terrain prédisposé, les causes occasionnelles, puberté, insuffisance polyglandulaire, surmenage, auront beau jeu pour créer la maladie : démence précoce sous l'une quelconque de ses formes.

MALLET (1), dans une thèse très documentée, met au point les opinions des auteurs et apporte des observations personnelles qui montrent que la démence neuro-épithéliale est due à la destruction de la cellule nerveuse elle-même ; nous nous réserverons d'examiner plus tard

(1) MALLET, *La démence neuro-épithéliale.* (Thèse de Paris. Steinheil, 1911.)

quels sont les facteurs responsables de cette précoce destruction cellulaire. MALLET cite la division des démences,
proposée par MM. KLIPPEL et LHERMITTE, en démence
neuro-épithéliale et démence vasculo-conjonctive, suivant que les éléments neuro-épithéliaux, c'est-à-dire les
cellules nerveuses et la névroglie sont seules intéressées ou
qu'il y a en outre réaction des tissus vasculo-conjonctifs.

Dans l'une de ses observations, MALLET (1) a fait
l'examen histologique d'un journalier mort à 23 ans en
1904 dont les derniers certificats portaient « démence
précoce avec alternatives d'excitation et de dépression ».
La plupart des cellules sont lésées à des degrés divers :
les unes conservent leurs formes, le protoplasme est
uniformément granuleux, on distingue encore les prolongements et le noyau central. D'autres cellules ont des
prolongements à peine distincts, d'autres présentent un
noyau mal dessiné au milieu d'un amas poussiéreux,
reste du corps protoplasmique. Et ces constatations anatomiques se retrouvent à quelques variantes près dans les
observations suivantes, que celles-ci lui soient personnelles ou qu'elles soient empruntées à d'autres
auteurs. VOGT (page 60 de la thèse de MALLET) conclut à
l'absence de lésions des vaisseaux qui seulement se sont
montrés entourés d'une couche de noyaux de névroglie.
Les cellules ganglionnaires offrent en général des lésions
chroniques atrophiques dégénérescence pigmentaire, désa-
grégation granuleuse. MANDIO (2) dit : « La démence
précoce doit être considérée, non seulement comme une
psychose dégénérative, mais encore originelle comme liée

---

(1) MANDIO, *Contributo anatomico e clinico allo studio della demenza
precoce.* (*Annali di Nevrologia*, volume 23, fascicule I-VI, 1905, p. 64.)
(2) MALLET, *loc. cit.*, obs. 55, p. 76.

fatalement à un état anormal *ab avò* de l'individu. Le professeur Gilbert BALLET (1) reconnaît que cet affaiblissement des facultés intellectuelles est en général rapide, ce qui le différencie de l'affaiblissement progressif des démences dites organiques.

Lorsqu'on fouille les antécédents des déments précoces, lorsqu'on consulte les observations des auteurs, on voit que, rarement,·les premières étapes de leur vie sont suffisamment détaillées. Souvent, le sujet qui, à 16 ou 18 ans, sombre dans la démence précoce a été, au dire de ses maîtres et de ses parents, un enfant parfaitement doué, un excellent élève, chez lequel rien, absolument rien, ne pouvait faire supposer que ce drame allait se jouer. Les observations que nous avons personnellement recueillies et systématiquement étudiées à ce point de vue du retard simple dans les toutes premières années nous ont montré que ces enfants avaient en très grande proportion présenté des anomalies dans leur développement.

Les uns semblent continuer à suivre brillamment la voie que leur précocité faisait espérer très belle, les autres se contentent de rester de bons élèves, studieux, sans paraître doués de qualités exceptionnelles ; les derniers, enfin, débiles moteurs, débiles mentaux ou hystériques, voient vers 16 ou 17 ans leurs facultés insuffisantes devenir plus insuffisantes encore, la démence totale s'installe alors, et l'on sait que FALRET, frappé du fait que beaucoup de déments précoces avaient présenté des accidents hystériques, appelait celle-ci la « démence hystérique, la plus grave de toutes ».

(1) BALLET, Congrès de Pau. *Compte rendu*, p. 72.

Ainsi, dans le nombre des enfants que nous pouvons étudier dans ce sens, les uns iront en droite ligne à l'affaiblissement démentiel, tôt venu; ils sont heureusement le petit nombre : il ne s'ensuit pas que, parce que la démence précoce est l'aboutissant anatomique logique de leur fragilité cellulaire, les cellules ne puissent échapper à cette ultime complication. Beaucoup guérissent complètement, beaucoup d'hystériques voient leurs phénomènes nerveux s'amender, beaucoup de débiles mènent une existence exempte d'incidents, et si le médecin doit être averti de la parenté que peut présenter le retard simple avec les affaiblissements intellectuels par déchéance neuro-épithéliale, il ne doit se servir de ses connaissances que pour exagérer les précautions dont il faut entourer le petit être fragile, et nullement pour effrayer l'entourage en agitant devant lui le spectre de la déchéance intellectuelle possible. Celle-ci est possible logiquement, mais elle est rare, et le pronostic du retard simple essentiel doit être, nous le répétons, toujours considéré comme assez bon.

Nous voulons à l'appui de nos dires schématiser dans une vue d'ensemble les incidents, les maladies et l'état actuel d'enfants que, pour la plupart, nous avons suivis depuis trois ou quatre années. Ces tableaux qui résument environ 40 observations, ont été extraits de nos fiches de l'hôpital Hérold. On sait que le nombre d'enfants qui passent à la consultation de cet hôpital est considérable; il faut compter une soixantaine d'enfants par matinée et notre consultation a lieu trois fois par semaine, soit une moyenne de 8 à 9.000 enfants par an; en comptant les malades délicats, les malades en traitement, les nourrissons du tout premier âge qui chacun respectivement reviennent

15 ou 20 fois dans l'année, il reste approximativement
1.500 enfants nouveaux qui passent par an à la consultation. Nous avons coutume de demander à quel âge ils ont
parlé et marché, pour éclairer notre opinion sur leur
état pathologique quel qu'il soit. En appréciant les
retards et les précocités avec la latitude individuelle
que nous avons accordée à chaque enfant, il nous est
apparu que les retards totaux ou électifs certains, mais
variables dans leur intensité, étaient tous dignes de
retenir l'attention pour l'avenir qui, de ce chef, était
réservé aux enfants. Nous allons prendre une quaran-
taine d'observations, le lecteur pourra facilement se
rendre compte que dans chaque cas le retard a une signification pronostique et il pourra voir le pourcentage des
retards qui n'ont rien laissé après eux et de ceux qui ont
assombri l'avenir de l'enfant. (V. Tableaux p. suiv.)

AGE	DÉVELOPPEMENT	DÉBILITÉ MOTRICE	DÉBILITÉ MENTALE ET SCOLARITÉ	SIGNES NÉVROPATHIQUES	OBSERVATIONS PARTICULIÈRES
4 ans 1/2....	Parlé : 2 ans 1/2. Marché : 1 an 4 mois. 1re dent : 6 mois.	Vivacité des réflexes patellaires. Signe de Babinski unilatéral.	Débilité mentale.	Pas de conservation des attitudes. Agitation. Entêtement. Colères, cris, répétition des mots (« à boire », répétés toute une matinée). Automutilation.	Père bacillaire, tante paternelle internée.
9 ans........	Parlé : 1 an. Marché : 2 ans 1/2. 1re dent : 2 ans 1/2.	»	»	»	Mère etthylique, morte internée. Retard rachitique bien compensé. Bourrelet crânien seul reliquat rachitique.
5 ans........	Parlé : 3 ans. Marché : 1 an 6 mois. 1re dent : 4 mois.	»	Légère débilité mentale.	»	Prématuré (7 mois), entérite chronique.
8 ans........	Parlé : 3 ans. Marché : 1 an 6 mois. 1re dent : 7 mois.	»	Débilité mentale, inattention absolue. Echolalie jusqu'à 6 ans. Seul mode de langage. Scolarité nulle.	Tics multiples. Colères pathologiques.	Père bacillaire.
7 ans 1/2....	Parlé : 2 ans. Marché : 2 ans. 1re dent : 8 mois.	»	Débilité mentale. Scolarité nulle.	Énurésie jusqu'à 3 ans.	Bacillaire. Fils de bacillaire.

AGE	DÉVELOPPEMENT	DÉBILITÉ MOTRICE	DÉBILITÉ MENTALE ET SCOLARITÉ	SIGNES NÉVROPATHIQUES	OBSERVATIONS PARTICULIÈRES
10 ans......	Parlé : 2 ans. Marché : 2 ans. 1re dent : 10 mois.	Double extension de l'orteil. Réflexes vifs. Paratonie.	Débilité mentale. Scolarité nulle.	Émotivité. Mythomanie.	Sœur de 13 ans pèse 80 kg. et mesure 1 m. 70 de haut.
2 ans 1/2 ...	Parlé : 1 an 8 mois. Marché : 1 an 11 mois. 1re dent : 7 mois.	Tend à disparaître.	»	Énurésie.	Père aliéné, une cousine épileptique.
7 ans.......	Parlé : 3 ans 1/2. Marché : 4 ans 1/2. 1re dent : 9 mois.	»	Profonde.	Énurésie. Onychophagie.	Une sœur qui, à 3 ans, ne parle pas, ne marche pas, n'a pas de dents.
6 ans.......	Parlé : 1 an. Ne marche pas. 1re dent : 1 an.	Maladie de Little.	Intelligent. Sait lire.	Énurésie.	Pas de syphilis, pas de prématuration, pas de convulsions.
5 ans.......	Parlé : 2 ans. Marché : 2 ans. 1re dent : 7 mois.	Débilité motrice.	»	Énurésie, forme digestive.	Prématuré (7 mois).
8 ans.......	Parlé : 3 ans. Marché : 2 ans 1/2. 1re dent : 1 an 1 mois.	»	Débilité mentale.	Énurésie.	
7 ans.......	Parlé : 3 ans. Marché : 1 an 10 mois. 1re dent : 1 an.	»	Bonne scolarité.	Entérite grave à rechutes.	Chétivisme. Père et mère morts tuberculeux très jeunes.

AGE	DÉVELOPPEMENT	DÉBILITÉ MOTRICE	DÉBILITÉ MENTALE ET SCOLARITÉ	SIGNES NÉVROPATHIQUES	OBSERVATIONS PARTICULIÈRES
13 ans........	Parlé: 4 ans. Marché: 1 an 8 mois. 1re dent: 1 an.	»	Légère.	»	Gémellité.
7 ans.........	Parlé: 3 ans. Marché: 1 an 6 mois. 1re dent: 2 ans.	Débilité motrice.	Scolarité suffisante.	Grand hystérique. Mythomanie, mises en scènes théâtrales. A été renvoyé de l'école.	Père paralytique général. Un frère aîné idiot. 1 sœur, plus jeune, très en retard.
8 ans 1/2....	Parlé: 3 ans. Marché: 1 an 8 mois. 1re dent: 7 mois.	»	Légère. Scolarité nulle.	»	Sur 15 enfants: 11 morts de méningite tuberculeuse, 2 des survivants bacillaires sont à Hendaye.
10 ans........	Parlé: 2 ans. Marché: 2 ans. 1re dent: 11 mois.	Débilité motrice.	»	Hystérie. Émotivité.	Sœur géante et obèse.
12 ans........	Parlé: 1 an. Marché: 1 an 8 mois. 1re dent: 9 mois.	»	»	Émotivité. Depuis 3 ans chorée à rechutes après une peur.	Nombreuses maladies: 2 fois le croup, 3 broncho-pneumonies, scarlatine, rougeole, coqueluche ayant duré 1 an.
10 ans........	Parlé: 2 ans 1/2. Marché: 2 ans. 1re dent: 10 mois.	Paratonie. Réflexes vifs. Maladresse.	Débilité mentale. Scolarité nulle.	»	Gémellité frère bien portant.

AGE	DÉVELOPPEMENT	DÉBILITÉ MOTRICE	DÉBILITÉ MENTALE ET SCOLARITÉ	SIGNES NÉVROPATHIQUES	OBSERVATIONS PARTICULIÈRES
5 ans......	Parlé : 2 ans. Marché : 1 an 2 mois. 1re dent : 9 mois.	»	Très légère.	Hémiatrophie faciale. Hystérie. Torticolis depuis 3 ans.	Convulsions à 2 ans (torticolis consécutif).
11 ans.....	Parlé : 1 an 1/2. Marché : 1 an 4 mois. 1re dent : 3 mois.	»	Très bonne scolarité.	Irascibilité permanente. Colères pathologiques.	
4 ans 3 mois.	Parlé : 2 ans. Marché : 2 ans. 1re dent : 5 mois.	Réflexes vifs. Babinski à droite.	Intelligent.	Conservation des attitudes.	Bacillose ganglionnaire en évolution.
10 ans......	Parlé : 2 ans. Marché : 2 ans. 1re dent : ?	Débilité motrice.	»	Émotivité. Mythomanie.	Une soeur de 13 ans pèse 80 kg. et mesure 1 m. 70.
9 ans......	Parlé : 1 an 1/2. Marché : 2 ans. 1re dent : 10 mois.	Débilité motrice.	Inintelligence. Inattention. Apathie.	Onanisme. Énurésie.	Convulsions.
5 ans 1/2....	Parlé : 3 ans. Marché : 1 an 5 mois. 1re dent : 11 mois.	Grande débilité motrice.	Grande débilité mentale. Perversions instinctives (méchante, brutale, voleuse).	Colères pathologiques.	Mère bacillaire. Un oncle interné.
7 ans 3 mois.	Parlé : 1 an 8 mois. Marché : 1 an 7 mois. 1re dent : ?	»	»	Hystérie.	Maladive. 4 survivants sur 18 enfants.
9 ans......	Parlé : 10 mois. Marché : 9 mois. 1re dent : 4 mois.	Débilité motrice.	»	Énurésie hypogénétique.	Tuberculose. Mauvais état général.

AGE	DÉVELOPPEMENT	DÉBILITÉ MOTRICE	DÉBILITÉ MENTALE ET SCOLARITÉ	SIGNES NÉVROPATHIQUES	OBSERVATIONS PARTICULIÈRES
7 ans........	Parlé : 2 ans 1/2. Marché : 2 ans. 1re dent : 11 mois.	»	»	Hystérie. Énurésie depuis la naissance.	Développement physique exagéré. Pesait 4.200 gr. à la naissance.
3 ans 1/2....	Parlé : 9 mois. Marché : 1 an 10 mois. 1re dent : 1 an.	»	»	Énurésie intermittente. Conservation des attitudes.	Père saturnin.
8 ans........	Parlé : 2 ans. Marché : 1 an 8 mois. 1re dent : 10 mois.	^	»	Névropathie, terreurs nocturnes.	Rachitisme. Plus insuffisance mitrale.
5 ans........	Parlé : 2 ans. Marché : 2 ans 4 mois. 1re dent : 1 an 5 mois.	^	Légère débilité mentale. Apathie. Indifférence.	^	Nanisme (80 cm.), père 1 m. 52, mère 1 m. 48.
8 ans 1/2....	Parlé : 2 ans. Marché : 2 ans. 1re dent : 1 an 6 mois.	»	Débilité mentale.	Suggestibilité et mythomanie.	Père bacillaire. 11 enfants, plus 2 fausses-couches, 5 morts de méningite tuberculeuse entre 18 mois et 5 ans.
4 ans 1/2....	Parlé : 1 an 4 mois. Marché : 1 an 7 mois. 1re dent : 7 mois.	»	»	»	Prématuré (gémellité). Rachitisme léger.

AGE	DÉVELOPPEMENT	DÉBILITÉ MOTRICE	DÉBILITÉ MENTALE ET SCOLARITÉ	SIGNES NÉVROPATHIQUES	OBSERVATIONS PARTICULIÈRES
5 ans......	Parlé : 1 an 3 mois. Marché : 2 ans. 1re dent : 9 mois.	»	»	Mythomanie. Tics.	Chétivisme (pesait 2 kg. à 9 mois), très petite taille.
9 ans......	Parlé : 1 an 8 mois. Marché : 1 an 4 mois. 1re dent : 8 mois.	»	Légère débilité mentale. Scolarité médiocre.	Mythomanie.	Père éthylique. Prématuré.
9 ans......	Parlé : 2 ans. Marché : 1 an 11 mois. 1re dent : 1 an.	Débilité motrice.	»	Énurésie hypogénétique. Affectivité morbide. Tics. Tristesse. Abattement. Parle de se suicider.	Père mort tuberculeux. Mère tuberculeuse.
11 ans......	Parlé : 3 ans 1/2. Marché : 10 mois. 1re dent : 4 mois.	Débilité motrice (malgré la précocité de la marche).	Débilité mentale. Scolarité nulle.	»	Père éthylique. Hernie congénitale.
4 ans......	Parlé : 3 ans. Marché : 3 ans. 1re dent : 11 mois.	»	Débilité mentale très accusée.	Énurésie.	
4 ans......	Parlé : ne parle pas. Marché : 2 ans 1/2. 1re dent : 15 mois.	Syndrome de Little.	Très arriéré.	Énurésie. Strabisme.	Convulsions à 4 jours pendant 2 jours. Wassermann positif.

AGE	DÉVELOPPEMENT	DÉBILITÉ MOTRICE	DÉBILITÉ MENTALE ET SCOLARITÉ	SIGNES NÉVROPATHIQUES	OBSERVATIONS PARTICULIÈRES
12 ans 1/2...	Parlé : 1 an 1 mois. Marché : 1 an 6 mois. 1re dent : 10 mois.	»	Débilité mentale. Mauvaise scolarité. Apathie.	Énurésie.	Père 59 ans, mère 54 à la naissance.
6 ans........	Parlé : 1 an 10 mois. Marché : 1 an 11 mois. 1re dent : 1 an.	Débilité motrice.	»	Énurésie hypogénétique.	Père tuberculeux.
10 ans.......	Parlé : 2 ans. Marché : 1 an. 1re dent : 1 an.	»	Débilité mentale légère. Raisonnements infantiles.	Hystérie théâtrale. Suggestibilité extrême.	Père grand éthylique, une sœur bacillaire.
4 ans........	Parlé : 1 an. Marché : 1 an 4 mois. 1re dent : 7 mois.	»	»	Énurésie hypogénétique.	
10 ans.......	Parlé : 1 an 3 mois. Marché : 1 an 10 mois. 1re dent : 1 an.	»	Intelligent. Très bonne scolarité.	Hystérie. Tics. Onychophagie.	

Voici donc 43 enfants qui ont subi un retard dans leur développement nerveux. 5 de ces enfants sont affectés de débilité motrice, de débilité mentale et de névropathie; ce sont les plus touchés, ce sont aussi ceux dont l'hérédité est le plus lourdement chargée. 2 sont à la fois débiles moteurs et débiles mentaux. 10 sont débiles mentaux et névropathes. 6 sont débiles moteurs et névropathes. Aucun n'a de débilité motrice seule. 4 ont de la débilité mentale seule et ils ont pour caractère commun d'avoir parlé très tard (2 ans 1/2 à 4 ans). 14 sont des névropathes et enfin 2 seulement n'ont rien gardé de leur retard, l'un est un prématuré, l'autre avait une mère éthylique. Nous pouvons schématiser ainsi le résultat de ces tableaux :

Débilité motrice + Débilité mentale + Névropathie.......	5
Débilité motrice + Débilité mentale....................	2
Débilité mentale + Névropathie.......	10
Débilité motrice................. + Névropathie.......	6
Débilité motrice..	0
Débilité mentale....................	4
Névropathie.......	14
Enfants tout à fait normaux...........................	2
Total des enfants ayant subi un retard de développement.	43

ÉTIOLOGIE

Nous nous proposons d'étudier, dans le chapitre qui va suivre, les raisons pour lesquelles les enfants peuvent présenter un retard dans leur développement nerveux. Ces raisons nous permettront peut-être d'assigner à cette maladie la place qu'elle doit occuper dans le cadre nosologique. Il faudra nous demander quel rapport affecte cet état avec la dégénérescence mentale, et sur ce point profiter de l'enseignement que nous avons reçu pour ne pas étendre démesurément la compréhension de ce terme toujours commode et toujours vague. Les dernières mises au point de l'histoire de la dégénérescence nous montreront ce que l'on doit entendre par « hérédité morbide et dégénérescence ». Nous verrons que les sujets dont l'étude nous occupe, dans certains cas descendent en droite ligne d'individus qui leur ont donné sous la même forme les tares nerveuses dont ils étaient porteurs ; dans d'autres cas, ces sujets fixent sur leur système nerveux les intoxications et les infections qui, chez leurs ascendants, étaient localisées à tout autre appareil ou intéressaient toute l'économie ; dans d'autres cas enfin les accidents de l'accouchement et de la toute première enfance relèguent au dernier plan l'importance du rôle joué par les ascendants.

Nous diviserons donc cette étude étiologique et pathogénique de la façon suivante :

1º Transmission du semblable, c'est-à-dire que les parents névropathes donneront le jour à des enfants névropathes chez lesquels la maladie des ascendants sera exagérée ou diminuée;

2º Les parents infectés par la syphilis donneront le jour à des enfants chez lesquels toutes les modalités de l'hérédo-syphilis pourront se voir dans leur forme la plus active ou la plus atypique dystrophiante;

3º La tuberculose localisée chez les ascendants à un appareil quelconque pourra, chez le produit, amener soit une anomalie de développement, soit une sensibilité spéciale à la maladie des parents;

4º L'alcoolisme, suivant que celui-ci est plus ou moins accusé, plus ou moins bien supporté par les géniteurs pourra donner toute la gamme des dystrophies;

5º Les intoxications diverses hétérogènes ou endogènes, dont le saturnisme et l'albuminurie peuvent être pris comme type, seront également facteurs de retard de développement nerveux;

6º Il importe, à côté de ces causes dans lesquelles toute la part semble revenir aux parents, de donner à l'enfant lui-même la possibilité de subir un retard de développement de par les causes de prématuration, de strangulation, d'infection dès les premiers jours, qui auront agi sur lui;

7º Lorsqu'une de ces causes sera nettement établie, le problème étiologique ne devra point être considéré comme résolu. Nous avons parlé d'hérédité similaire, d'alcoolisme, de saturnisme, de tuberculose, de syphilis, la constatation de leur action résout une première partie du problème, la façon dont ces facteurs agissent constitue une autre partie du problème non moins importante.

La cellule est-elle lésée directement dans *son essence même*, ou bien est-ce par l'intermédiaire d'un autre organe à fonction rendue insuffisante que la cellule sera ultérieurement touchée dans son développement? Les travaux de ces dernières années ont mis en valeur le rôle considérable des glandes closes, c'est à elles que nous faisons allusion; il faudra leur attribuer la part qui leur revient : celle-ci est-elle constante, est-elle considérable, doit-elle être au contraire tenue pour minime et inconstante? L'étude des symptômes à côté et l'action thérapeutique pourront nous fournir des indications précises.

HÉRÉDITÉ SIMILAIRE — FAMILLE NÉVROPATHIQUE

FÉRÉ (1), dans un ouvrage intitulé *Famille névropathique*, a consigné son étude sur les rapports qu'affectent entre eux les membres de cette même famille, la façon dont les tares originelles sont transmises et se transforment. Il est banal maintenant d'insister sur les tares nerveuses et mentales que peuvent présenter les descendants de névropathes : Les tiqueurs sont souvent fils de tiqueurs. MASSARO a observé 26 cas de spasmes des muscles du menton dans cinq générations d'une même famille. FÉRÉ indique les conditions dans lesquelles

(1) FÉRÉ, *La Famille névropathique*. Alcan, 1898. — FÉRÉ, *loc. cit.*, p. 71.

l'hérédité nerveuse produit l'aliénation mentale. « Il arrive souvent que deux ou trois générations subissent des manifestations névropathiques diverses et, pour ainsi dire, préparatoires. L'hérédité a besoin d'être accumulée, capitalisée en quelque sorte avant de se montrer sous une forme nettement caractérisée, avant de se traduire par une entité morbide à laquelle on puisse imposer un nom (1). Si ce processus peut être fréquemment observé, nous avons dit que, inversement, les tares nerveuses peuvent aller en se dégradant, et FÉRÉ (2) reconnaît aussi qu'on peut être dégénéré sans être héréditaire et qu'on peut échapper à l'hérédité morbide. » Nulle part, peut-être, l'hérédité similaire n'est aussi nette que dans le suicide. LE ROY cite une famille de campagnards dont 10 membres se donnent la mort dans l'espace de cinquante ans ; HAMMOND relate l'observation suivante : un individu âgé de 35 ans se coupe la gorge avec un rasoir dans un bain, il laisse trois enfants : deux fils qui se tuent au même âge, de la même manière, une fille qui, à 34 ans, se détruit aussi en se coupant la gorge dans un bain ; cette dernière seule a un fils qui, après deux tentatives défectueuses, se tue à 31 ans par un procédé identique (3).

Nous avons observé et publié (4) le cas d'un enfant présentant des périodes d'agitation pour lequel un diagnostic difficile nous permit néanmoins de conclure qu'il s'agissait d'équivalents comitiaux. Cet enfant avait présenté tous les signes de retard que nous avons signalés et il devait probablement son état morbide à la conver-

---

(1) FÉRÉ, *loc. cit.*, p. 19.
(2) FÉRÉ, *loc. cit.*, p. 22.
(3) FÉRÉ, *loc. cit.*, p. 23.
(4) COLLIN, *Médecine infantile*, mai 1913.

gence de deux hérédités dissemblables : une hérédité
infectieuse paternelle, syphilis ; du côté maternel, une
hérédité névropathique des plus nettes ; sa mère phobique
était atteinte en outre de tics, d'arithmomanie, elle avait
été soignée aux consultations de la Salpêtrière depuis
l'âge de 2 ans 1/2 et, après l'une de ses couches, elle avait
fait des troubles mentaux caractérisés. Dans un autre
cas, l'hérédité névropathique était plus nette encore : le
père, persécuté depuis dix ans, était interné depuis trois
ans ; la mère était atteinte de débilité mentale et motrice ;
une lourde léthalité avait exterminé 8 sur 10 des enfants,
les deux survivants étaient, l'une, une hystérique ayant
présenté tous les signes du retard de développement ;
l'autre, un enfant de 9 ans également en retard dans ses
premières années. C'est un pervers instinctif, peu intelligent qui déjà a eu des démêlés avec la justice. Nous n'avons
fait que rappeler ces cas déjà bien établis pour montrer
l'influence directe et similaire d'une hérédité névropathique sur les descendants ; dans ces cas il semble bien
que la cellule nerveuse transmette le semblable et, comme
le veut SANSON (1), qui prétend que dans tous les cas
« l'hérédité ne peut être que similaire, elle est cela ou elle
n'est pas », « qu'on ne peut transmettre que ce qu'on
a » ; il faut bien admettre qu'il s'agit dans ces cas
d'hérédité directe dans laquelle un système nerveux
taré sans autre intervention lègue aux descendants des
tares semblables. Et DÉJERINE (2) s'exprime ainsi :
« Des différents systèmes de l'économie, le système
nerveux est incontestablement celui qui porte le plus la

(1) SANSON, *L'hérédité normale et pathologique.* Asselin et Houzeau,
Paris, 1893, p. 273 et p. 255.
(2) DÉJERINE, *Hérédité dans les maladies nerveuses.*

marque de l'influence prépondérante de l'hérédité. » Les constatations faites par RIBOT (1) dans son livre sur l'hérédité dans les maladies mentales montrent jusqu'à quel point l'influence héréditaire des tares nerveuses peut être à elle seule responsable de l'anéantissement d'une famille au bout de quelques générations.

Un père aliéné et une mère nerveuse, émotive, donnent le jour à dix enfants : les trois premiers des garçons meurent subitement entre 15 et 18 ans, quatre filles sont, l'une, hypocondriaque, l'autre aliénée dès 20 ans, la troisième faible d'esprit, la quatrième est une persécutée.

Trois autres garçons viennent ensuite, l'un faible d'esprit, les deux autres hypocondriaques. L'aînée des filles a dix enfants : cinq meurent en bas âge, trois sont mariés, intelligents avec difformités physiques, les deux derniers sont, l'un, excentrique, l'autre atteint de délire transitoire ; la troisième fille donne le jour à un enfant imbécile, hermaphrodite ; la quatrième, persécutée, a trois enfants, l'un meurt d'apoplexie à 24 ans, le deuxième est un imbécile, le troisième un extravagant. Le premier des trois derniers fils a un fils névropathe et une fille actuellement disparue ; le dernier des enfants a un fils semi-imbécile. La quatrième génération n'est pas représentée, la famille est éteinte.

GEOFFROY SAINT-HILAIRE a montré qu'il est possible de produire des monstres à volonté et que ces déviations du type sont amenées par des causes très légères ; quant à savoir, dans l'hérédité névropathique, lequel des deux facteurs paternel ou maternel porte la plus lourde responsabilité, il est à peu près impossible de le dire, dans

(1) RIBOT, *L'hérédité psychologique*, p. 153.

l'état actuel de la science, et si des hypothèses supposent que le plus vigoureux et le mieux portant des deux géniteurs imprime ses caractères, voire même son sexe au produit, des faits nombreux tiennent en échec ces hypothèses et nous forcent à reconnaître que nous sommes tout à fait dans l'inconnu.

RIBOT cite l'exemple de LISLET GEOFFROY, ingénieur à l'île de France, fils d'un blanc et d'une négresse très bornée. Il avait hérité de sa mère le physique du nègre, absolument semblable à elle par les traits, la couleur, la chevelure et l'odeur, mais il avait toutes les qualités intellectuelles du blanc, à tel point que, malgré les préjugés coloniaux, il fut reçu dans les maisons les plus aristocratiques et qu'il fut élu membre correspondant de l'Académie des Sciences.

Ces exemples indéniables d'hérédité similaire et directe sont expliqués par ce que nous savons de l'embryologie. Le professeur ROBIN fait remarquer que « l'hérédité fonctionnelle est d'autant plus prononcée qu'elle porte sur un système organique dérivant d'une manière plus immédiate du vitellus fécondé », et nous trouvons à l'article « Fécondation » dans le dictionnaire Dechambre, des constatations d'embryologie dont l'importance ne saurait échapper et qui nous serviront d'argument pour étayer notre conception du retard simple essentiel. « *Le système nerveux central, premier dérivé de l'ectoderme, emporte avec lui les qualités qu'avait ce système chez les générateurs et d'une manière plus prononcée que les systèmes qui, embryogéniquement, naissent plus tard.* »

C'est donc là une des premières façons d'expliquer le retard et la fragilité cellulaire chez l'enfant; les tares accumulées ont perdu au bout de quelques générations leurs caractères spécifiques, elles ont usé leur forme pathognomonique, elles ont laissé la fragilité que nous constatons, aboutissant lointain de toutes les causes de débilitation générale de l'organisme et de débilitation spéciale du système nerveux

Dans les chapitres qui vont suivre nous verrons, pour ainsi dire, se constituer sous nos yeux, à la faveur de l'hérédité infectieuse ou toxi-infectieuse, à la faveur de la prématuration ou des traumatismes obstétricaux, cette fragilité cellulaire qui donne au sujet qui en est porteur droit de cité dans la famille névropathique; dans le premier cas c'est un indigène, dans les autres cas il est naturalisé.

LA SYPHILIS

Si nous commençons par l'étiologie syphilitique, ce n'est point que celle-ci soit le plus fréquemment la cause du retard, mais c'est parce que les nombreux travaux des dernières années permettent d'aborder de plus près le problème pathogénique et de mieux concevoir la façon d'agir d'une maladie dont on connaît l'agent spécifique, le traitement, et dont des réactions biologiques permettent de suivre chez les géniteurs et chez les descendants l'atténuation ou la recrudescence de l'activité.

On sait que l'hérédo-syphilis est capricieuse dans ses effets et dans ses formes. Depuis le fœtus macéré jusqu'à l'enfant, en apparence indemne et réellement indemne, toutes les formes de transition peuvent s'observer. L'enfant peut être prématuré puis il peut présenter à sa naissance des éruptions syphilitiques, du coryza tenace qui disparaîtront avec ou sans traitement; dans les années suivantes il peut avoir toute une série d'accidents à caractères syphilitiques certains, donnant une réaction de WASSERMANN positive et permettant de retrouver chez lui l'agent causal; il peut encore, après une première période de dix ou douze ans tout à fait silencieuse, avoir des accidents parasyphilitiques, tels que tabes ou paralysie générale juvéniles. Mais, et c'est là le point qui nous intéresse le plus, il peut subir seulement l'action dystrophiante de la syphilis, se trouver retardé dans son développement général, se présenter comme un infantile ou comme un chétif, ou bien, la syphilis héréditaire ayant électivement frappé, le retard simple essentiel peut ne porter que sur l'évolution des éléments nerveux. Ce retard simple essentiel pourra avoir toutes les conséquences que nous avons énumérées, et la syphilis dysplasique et dystrophiante peut être rendue responsable de la débilité mentale, de la débilité motrice ou de l'hystérie consécutives.

Le professeur FOURNIER et son fils Edmond FOURNIER, dans leurs travaux sur les stigmates dystrophiques de l'hérédo-syphilis, ont bien mis en lumière ce point capital de l'histoire de l'hérédo-syphilis : « Les sujets hérédo-syphilitiques sont remarquables par ce fait que tous les actes d'évolution organique et de croissance semblent chez eux ne s'accomplir que lentement et difficilement en restant même souvent incomplets...

« ...Ils trompent sur leur âge », comme on dit vulgairement. On les prend pour des enfants à l'âge où ce sont déjà des adolescents, voire des jeunes gens... Ils ont fait leurs dents tard, ils ont marché tard, ils n'ont grandi que lentement; ils ont été en retard pour parler,

ils n'ont appris à lire et à écrire, mais à lire plus spécialement encore, **qu'avec une difficulté singulière.** Toujours leur mémoire s'est montrée défectueuse, débile,
paresseuse, infidèle. Ils deviennent de mauvais écoliers,
inintelligents, mal doués, rebelles à la culture et au
développement et constituant le type de ce qu'on appelle
par euphémisme « des enfants arriérés » ; inutile d'ajouter
que tels ils restent plus tard, avec des aptitudes intellectuelles très inférieures au niveau moyen. »

APERT (1) rappelle l'intéressante observation de
EUDLITZ, qui a présenté à la Société de Dermatologie
un malade âgé de 23 ans. offrant tous les caractères de
l'infantilisme et qui avait été contaminé à l'âge de
2 mois par sa mère, infectée elle-même par un nourrisson syphilitique qu'elle avait allaité. Notons en passant quelle peut être l'influence des infections ou intoxications précocement acquises sur le développement
du jeune être lorsque les entérites, les maladies aiguës
viennent l'assaillir au moment où son évolution nerveuse est en travail actif. On sait qu'il y a de grosses
différences à noter pour la qualité des retards consécutifs aux infections héréditaires ou précocement acquises,
suivant l'âge auquel ces enfants auront été touchés.
La période du démembrement du syndrome infantile
nous paraît marquer une étape au delà et en deçà de
laquelle les infections acquises auront des résultats
tout différents.

Notre étude clinique de l'hérédo-syphilis peut-
elle s'appuyer sur la recherche des stigmates d'hérédo-syphilis, et notamment sur la constatation de

---

(1) APERT, *Les enfants retardataires.* (*Actualités médicales*, p. 44.)

la dent d'HUTCHINSON. Des opinions très différentes ont été émises à ce sujet : la dent d'HUTCHIN-
SON, pour beaucoup d'auteurs, conserve un caractère spécifique. GALIPPE, dont on connaît les importants
travaux sur les anomalies des maxillaires et des dents,
dans une étude parue dans la *Revue de médecine*, 1901
(tirage à part, p. 61), reconnaît comme caractères à la
dent d'HUTCHINSON : « Sur les incisives médianes supé-
rieures une échancrure semi-lunaire à convexité tournée
vers le collet de la dent, une configuration spéciale rap-
pelant l'aspect du tournevis, une direction oblique
convergente. » A côté de ces caractères, M. FOURNIER
reconnaît six caractères mineurs inconstants : « La dent
à angles arrondis, la dent à biseau antérieur du bord
libre, la dent à biseau court, la dent à biseau étroit, la
dent à biseau en tournevis, la dent à biseau oblique
convergent. » GALIPPE s'élève contre la conception de la
dent d'HUTCHINSON spécifique, il ne voit là, ainsi que
dans l'érosion dentaire, que des stigmates de dégénérescence. Les autres stigmates de syphilis héréditaire
ne sont pas davantage absolument spécifiques, et le
Dr ANTONELLI, qui avait décrit en 1898 et 1899, sous le
nom de « stigmates rudimentaires de la syphilis héréditaire », certaines altérations du fond de l'œil, névrite
optique, pupillaire ou rétro-bulbaire, vasculite réti-
nienne, chorio-rétinite, etc., ne voit pas son opinion
partagée par tous les spécialistes qui trouvent que
ces stigmates ne sont point spécifiques et peuvent se
rencontrer dans de nombreux cas où le développement
a des raisons d'être entravé.

Sans vouloir discuter la valeur absolue de ces concep-
tions, il importe de savoir que toutes les malformations

décrites dans l'hérédo-syphilis devront être recher-
chées par le clinicien, mais que celui-ci ne devra pas
attacher à la constatation de l'une d'entre elles une
valeur spécifique indéniable; si on doit rechercher ces
stigmates, leur présence est insuffisante pour affirmer
un diagnostic.

Nous avons vu des familles d'hérédo-syphilitiques,
parmi lesquelles certains enfants n'avaient été atteints
que de retard simple essentiel qui s'était rapidement
dissipé. L'observation suivante nous a été rapportée
par un confrère âgé qui nous a dit se souvenir d'avoir
mis au monde un enfant dont le développement se fit
lentement et qui, maintenant, est âgé d'une trentaine
d'années et gagne largement sa vie. Son frère aîné était
mort à 6 ans d'accidents spécifiques encéphaliques et
méningés; une sœur cadette est rachitique et son rachitisme lui a laissé un grand défaut de taille et des déformations aux membres inférieurs. Le Prof. Delbet (1) cite
l'observation d'une petite fille âgée de 4 ans et demi,
Georgette P. « Son père et sa mère sont bien portants,
mais son grand-père est mort d'une maladie de la
moelle épinière. Après la naissance de notre malade, sa
mère a fait une fausse couche, puis elle a eu deux autres
fillettes qui sont bien portantes. Georgette est la première née; l'accouchement, très long, a été terminé
au forceps. L'enfant est née en état d'asphyxie; on a dû
faire des tractions rythmées de la langue; la dentition
a été en retard, l'enfant a commencé à parler à 1 an
et demi, avec beaucoup de difficultés et en bavant abon-
damment, la mère a remarqué que les gestes de l'enfant

---

(1) Delbet, *Syphilis dysplasique*, obs. VII. (*Presse médicale*, 16 avril 1910.)

ont toujours été hésitants. Actuellement, quand on lui présente un objet, elle hésite, elle exécute des mouvements oscillants avant de pouvoir l'atteindre. Elle a commencé à marcher à 2 ans et n'a jamais marché correctement, elle marche les jambes écartées, à pas irréguliers et pesants, avec une sorte de titubation; la station est vacillante; il n'y a pas de troubles oculaires, les réflexes rotuliens sont très marqués, le réflexe de Babinski se fait en extension pendant que les orteils s'écartent en éventail, la réaction de Wassermann, faite par M. Van Berg, a donné un résultat positif. »

Après avoir cité d'autres observations du même genre, le Prof. Delbet écrit : « Ainsi les sept malades atteints de lésion congénitale du système nerveux qui se sont présentés à moi depuis quelques mois ont tous donné une réaction de Wassermann positive. »

Si nous avons critiqué la valeur des stigmates d'hérédo-syphilis, un renseignement, cependant, peut avoir une importance considérable, c'est le poids du placenta. Malheureusement, des conditions d'ordre pratique le font mettre au second plan; les accoucheurs ont insisté sur sa valeur et, dans une statistique du Dr Bresset, cité par le Prof. Delbet (*loc. cit.*), nous trouvons, sur douze cas : « quatre fois le rapport du placenta au poids du fœtus était entre cinq et six, cinq fois ce rapport était entre six et sept, trois fois il s'élevait au-dessus de sept. »

La syphilis héréditaire peut donner deux choses : soit de la syphilis proprement dite avec ses caractères dermatologiques, soit des insuffisances et des retards de développement; il s'agit alors de son action dysplasique et dystrophiante.

Il nous reste à voir par quel mécanisme pathogénique elle peut agir, par quelles voies le fœtus est infecté; l'infection paternelle suffit-elle pour donner une hérédo-syphilis active, l'infection maternelle est-elle indispensable; l'infection paternelle, lorsque la conception a lieu loin des périodes actives, peut-elle seule être rendue responsable des hérédo-syphilis dystrophiantes?

Les derniers travaux cliniques, anatomo-pathologiques et bactériologiques éclairent le mécanisme par lequel la syphilis héréditaire peut léser le système nerveux. INGELRANS (1) donne une vue d'ensemble des méfaits dont la syphilis héréditaire peut se rendre coupable. Il y a des maladies nerveuses d'origine héréditaire portant sur l'évolution et le développement, des maladies syphilitiques proprement dites et des maladies parasyphilitiques. Il cite dans les maladies syphilitiques proprement dites les hydrocéphalies, les méningites, les paralysies des nerfs crâniens, les myélites, enfin les lésions vasculaires. HEUBNER a trouvé des lésions syphilitiques des artères de l'hexagone de WILLIS. Le corps strié, un des premiers éléments qui se développent dans le système nerveux central, est aussi l'un des plus fréquemment touché.

INGELRANS, après avoir passé en revue l'origine hérédo-syphilitique du tabes et de la paralysie générale syphilitique, avait bien mis au point les opinions aujourd'hui devenues classiques.

Nous devons à GIBERT de nombreux exemples de dystrophie à la deuxième génération; il cite le cas d'un idiot, fils d'une hérédo-syphilitique; BARTHÉLEMY cite

_____

(1) INGELRANS, *Gazette des hôpitaux*, 21 mai 1904.

le cas d'un épileptique ayant la même hérédité, et
Étienne celui d'une hystérique répondant aux mêmes
conditions. Dans le livre de Levaditi et Roché (1),
dont on connaît la compétence spéciale sur ces questions,
nous serrons d'un peu plus près le mécanisme de l'hérédo-
syphilis. Il est acquis : 1° (2) que dès que le tréponème
pâle réussit à infecter le rejeton et à se multiplier dans
ses organes, il pénètre également dans les tissus placen-
taires. Les expériences poursuivies sur les animaux
nous montrent que le spirochète de Dutton envahit
les ovules et assure ainsi l'infection des larves d'orny-
thodorus (3); le parasite peut se développer dans le
testicule et envahir les canaux spermatiques; on ne peut
conclure de cela sur les rapports qui existent entre le
spermatozoïde et le parasite (4). Hoffmann et Bolders,
puis Levaditi et Sauvage (5), ont constaté chez un
enfant de 30 jours des parasites intra-ovulaires contenus
dans des vacuoles protoplasmiques près du noyau. Les
autres organes en dehors du foie, lieu d'élection du parasite dans la syphilis héréditaire, sont également infectés.
Babes et Panéa attirent les premiers l'attention sur la
richesse en tréponèmes des frottis de capsules surré-
nales (6). Levaditi (7) et Roché reconnaissent que les
parasites se trouvent dans les fibrilles conjonctives
disposés parallèlement à ces fibrilles, empêchant l'évolution des éléments cellulaires de la glande. Le corps

---

(1) Levaditi et Roché, *La syphilis.* Masson, 1909.
(2) Levaditi et Roché, *loc. cit.*, p. 308.
(3) Levaditi et Roché, *loc. cit.*, p. 314.
(4) Levaditi et Roché, *loc. cit.*, p. 311.
(5) Levaditi et Sauvage, *Compte rendu de l'Académie des Sciences*,
1906, vol. 143, p. 559.
(6) Babes et Panéa, *Berl. Klin. Woch.*, 1905, n° 28, p. 805.
(7) Levaditi et Roché, *loc. cit.*, p. 343.

thyroïde contient dans ses follicules des leucocytes, des épithéliums desquamés, la substance colloïde est moins abondante [HUBSCHMANN (1) et FEUILLÉE (2)]. Dans le système nerveux, RAVAUT et PONSELLE (3) trouvent le parasite rarement présent dans le liquide céphalo-rachidien. SIMMONDS (4) montre que lorsque les parasites existent dans le système nerveux ils occupent une disposition péri-vasculaire.

LEVADITI (5) et ROCHÉ reconnaissent d'une façon générale que le spirochète montre une préférence marquée pour les épithéliums. Les techniques se perfectionnant, ont permis de constater ces tout derniers jours la présence de spirochètes dans les cas de paralysie générale de l'adulte (LEVADITI et MARINESCO). Nous avons eu la bonne fortune de voir une des premières préparations de MARINESCO, que celui-ci avait envoyées à notre maître Gilbert BALLET. L'application systématique à tous les tissus de l'organisme de ces techniques perfectionnées modifiera peut-être la conception que nous pouvons avoir actuellement du mécanisme de l'hérédo-syphilis; cependant l'ensemble des travaux les plus autorisés, confirmés par les examens cliniques et les épreuves de WASSERMANN, faites sur les deux géniteurs et le produit, permettent de conclure que les rapports directs du père et de la syphilis de l'enfant restent à préciser, et on tend à admettre que l'infection maternelle par voie placentaire est indispensable pour qu'il y ait une syphilis

(1) HUBSCHMANN, *Berl. Klin. Woch.*, 1906, n° 24.
(2) FEUILLÉE, *Bulletin Société médicale des hôpitaux*, 9 mars 1906.
(3) RAVAUT et PONSELLE, *Bulletin de la Société médicale des hôpitaux*, 12 janvier 1906.
(4) SIMMONDS, *Münch. Med. Woch.*, 1906, n° 27.
(5) LEVADITI et ROCHÉ, *loc. cit.*, p. 355.

active : le tréponème est capable d'envahir activement le follicule de DE GRAEFF et de pénétrer dans le proto-plasma de l'ovocyte; la virulence de l'infection permet ou non la fécondation et donne tous les exemples d'hérédo-syphilis, depuis la macération du fœtus de 3 à 4 mois jusqu'aux manifestations tardives chez le jeune adulte de syphilis héréditaire en ses formes actives. BOBERIE (1) résume les connaissances que nous avons sur la perméa-bilité du placenta. Il cite les travaux de COHNSTEIN et ZUNTZ sur le passage des matières solubles, d'autres travaux sur le passage du bleu de méthylène, de l'iodure de potassium, du cuivre, du mercure, du plomb (etc.), et il rappelle la date de 1882, où STRAUSS et CHAMBER-LAND ont montré la perméabilité du placenta aux microbes. Cependant, le placenta, indéniablement, a un pouvoir antitoxique (ROERMER) (2). Il faut admettre qu'une décharge microbienne spécialement virulente force les barrières pour que le fœtus soit infecté. L'infection maternelle paraît indispensable et BOBERIE insiste encore sur ce fait que le père ne peut directement trans-mettre la syphilis à l'enfant. La loi de COLLES garde donc toute sa vigueur : un enfant contagieux ne peut infecter sa mère saine en apparence. BOBERIE a bien discuté et critiqué les apparentes exceptions à la loi de COLLES, et ses conclusions sont analogues à celles de MATZENAUER (3) : « Es gibt keiner hereditare syphilis ohne syphilis der mutter. »

Ce que nous venons de dire s'applique à la transmis-sion de la syphilis virulente, et si nous nous sommes

(1) BOBERIE, *Syphilis post-concept. et héréd. syph.* (Thèse de Paris, 1912.)
(2) ROERMER, *Zeit. für diact. und physical Therapie*, mai 1904.
(3) MATZENAUER, *Wien. Klin. Woch.*, 1903.

étendu sur le mécanisme de cette transmission microbienne, c'est que ces connaissances sont fort utiles à
posséder pour départager les hérédités actives des hérédités dystrophiques et aplasiques dont le mécanisme
est différent.

Ici, les réactions de Wassermann ne dénoteront plus
de syphilis en état d'activité, il n'est pas besoin d'insti-
tuer de médication mercurielle car on ne se trouvera
jamais en présence d'accidents syphilitiques contagieux; le produit n'a pour ainsi dire que le souvenir des
infections syphilitiques paternelle ou maternelle. Point
n'est besoin de la double infection des ascendants, le
spermatozoïde voit son pouvoir procréateur modifié, la
force vitale, si l'on peut s'exprimer ainsi, ne sera pas la
même que celle des sujets sains et, soit que l'ovule, soit
que le spermatozoïde ait eu à souffrir d'une infection
autrefois aiguë, maintenant chronique, atténuée, loin-
taine, il manifestera son insuffisance fonctionnelle en
faisant du produit un être chétif, malingre, malformé,
ou, tout simplement, en lui donnant un capital de vie
insuffisant, qui se manifestera par du retard simple
essentiel au premier chef avec une évolution analogue à
celle que nous avons décrite.

Le Prof. Gilbert Ballet a bien voulu résumer
pour nous son opinion sur la descendance des paralytiques généraux : ils ne peuvent léguer de la syphilis
à proprement parler, puisqu'ils ne sont plus contagieux et qu'en général ils n'ont pas infecté la mère;
la période de conception étant très éloignée de la
période d'infection, leur descendance est le plus souvent très bonne. Il convient cependant de faire des
réserves sur la possibilité qu'ont les paralytiques

généraux ayant procréé, au début de leur ultime maladie, de créer des individus malingres ou chétifs ou atteints de retard quelconque dans leur développement. La paralysie générale est une maladie infectieuse et non une maladie nerveuse, elle vient assez longtemps après la période du chancre pour que la syphilis soit atténuée; son pronostic n'est en somme que celui de la syphilis que des traitements ou, en tous cas, des années ont amoindri dans sa virulence.

Le Prof. BALLET avait inspiré sur ce sujet la thèse de SEMPER (1), dans laquelle nous trouvons qu'il importe de tenir dans l'appréciation de cette descendance très grand compte de l'état névropathique de la famille. SEMPER dit, dans sa conclusion I : « La descendance des P. G. ne constitue pas un groupe homogène vis-à-vis duquel un pronostic univoque puisse être porté, il faut, dans chaque cas, se placer à un double point de vue; d'une part, il est nécessaire de connaître l'époque de la procréation des enfants; d'autre part, l'étude des familles s'impose. »

A l'appui de cette manière de voir, nous allons rapporter l'observation d'une famille de syphilitiques, où la virulence de l'infection des géniteurs progressivement décroissante donne des produits de moins en moins tarés.

Le père, employé de commerce, s'est marié alors qu'il était encore contagieux; sa femme, infectée dès les premiers mois du mariage, ne suivit aucun traitement. Ils eurent en 1899 un premier enfant macéré, venu à six mois. Deux ans après, un enfant vient trois semaines

(1) SEMPER, *Les enfants des P. G.* (Thèse de Paris, 1904-1905.)

avant terme, si chétif que, malgré les soins dont on l'entoure, et le traitement institué en raison de ses plaques muqueuses anales, il ne vit que quelques semaines. Un troisième enfant vient au monde à terme. Il semble bien s'élever lorsqu'en 1905, à l'âge de 3 ans, il subit une attaque de méningite syphilitique annoncée longtemps à l'avance par d'intolérables douleurs crâniennes, il est actuellement hémiplégique gauche. Un quatrième enfant vient à terme; nous l'avons vu à 3 ans, il parlait depuis un an, mais il ne marchait pas, il avait eu sa première dent à 18 mois, il urinait encore au lit, il avait un gros ventre mou, flasque, sa fontanelle antérieure n'était pas fermée, son crâne mesurait 49 centimètres. C'était un rachitique typique pour lequel on ne pouvait pas ne point songer à la phrase du Prof. MARFAN (1) : « Faire le diagnostic de rachitisme, c'est faire un diagnostic insuffisant, qui n'a pas plus de valeur que le diagnostic de polyadénite ou de splénomégalie. » Un cinquième enfant naquit enfin, âgé cette année de 7 ans, il donna tous les signes du retard; né à terme, il n'eut sa première dent qu'à 12 mois, il ne marcha qu'à 2 ans, ne parla qu'à 2 ans et demi, il urina au lit jusqu'à 6 ans. Sa scolarité est à peu près nulle, sa mère le considère comme peu intelligent, il ne sait pas faire les courses, il se tient à l'écart de ses camarades, ses jeux favoris consistent à répandre de la cendre sur le parquet et à découdre les tapisseries qui recouvrent les sièges, il semble se livrer à ce passe-temps beaucoup plus par inintelligence que par malignité. L'examen neurologique démontre qu'il est atteint de débilité

(1) MARFAN, *Presse médicale*, 23 février 1910.

motrice, nous le vîmes à plusieurs reprises à l'hôpital.
Le réflexe de l'orteil est tantôt franchement en extension, tantôt en flexion; la vivacité de ses réflexes tendineux un peu variable nous faisait supposer que sa débilité motrice tendait à s'amender, lorsqu'un jour son père
l'amena, heureux de lui avoir fait faire une grande
marche pour le *fortifier :* l'extension bilatérale de
l'orteil, la vivacité des réflexes tendineux se montraient
beaucoup plus nettes après cette fatigue, et notre pronostic dut être réservé sur la date de la disparition de
cette débilité motrice, la débilité mentale étant, à notre
avis, un état acquis peu perfectible.

TUBERCULOSE

L'hérédité tuberculeuse est peut-être la cause la plus
fréquente des retards de développement chez l'enfant.
Nous disons peut-être parce que la tuberculose est une
maladie tellement fréquente dans les milieux hospitaliers qu'on la trouve présente dans un nombre considérable
d'observations. On peut même ajouter que lorsqu'on se
renseigne sur l'état de santé des collatéraux, en plus
de celui des ascendants directs, il n'est pour ainsi dire
pas une observation où la tuberculose ne trouve place.
Ces réserves que nous venons de faire en n'accordant
point d'emblée à la tuberculose un rôle prépondérant, sont
dues à la critique à laquelle nous avons soumis les observations en n'acceptant point comme démontré le rôle de la
tuberculose dans les cas où l'on nous rapportait que le
père ou la mère étaient morts « d'un chaud et froid »,
que le frère ou la sœur étaient morts de méningite. Nous

sommes persuadés que notre statistique, qui porte à près de 60 p. 100 l'hérédo-tuberculose à la base des retards de développement, est inférieure à la vérité. On sait, en effet, le rôle que joue la tuberculose des parents sur le développement de l'enfant : tantôt, l'hérédo-tuberculose est responsable de retards de développement généraux, l'enfant est d'un poids inférieur à la normale, il est d'une taille petite, il est chétif dans son ensemble.

Lasègue, sur ce sujet, avait inspiré en 1871 la thèse de Faneau de la Cour qui, le premier, se servit du nom d'infantilisme. Dans la préface de cette thèse il évalue au tiers des sujets les tuberculeux qui présentent un défaut de développement de la virilité.

Apert, dans son livre sur les enfants retardataires (p. 38), cite deux observations dans lesquelles l'arrêt de développement et la tuberculose en évolution semblent avoir marché de pair.

Le Prof. Landouzy s'est attaché à dépister la tuberculose et à lui faire jeter son masque par les moyens de la clinique pure avant que des épreuves de laboratoire ne viennent donner des démonstrations expérimentales et confirmer ses dires.

L'importance de son œuvre a consisté surtout à montrer que l'on doit penser à la tuberculose dans bien des cas où à première vue elle ne semble pas devoir être incriminée. Plus tard, par la confirmation expérimentale, il a lui-même, avec ses élèves, notamment en collaboration avec Læderich, apporté des preuves de retard de développement de rejetons tuberculeux. Dans un article de la *Presse médicale* (1), ils ont résumé en trois

(1) Landouzy et Læderich, *Étude expérimentale de l'hérédité tuberculeuse.* (*Presse médicale*, 18 octobre 1911.)

propositions les conclusions que l'on doit tirer de leurs expériences : un premier fait met en lumière la polyléthalité des petits issus de mères tuberculeuses, puis la petitesse des hérédo-tuberculeux à la naissance; en troisième lieu enfin il reconnaît que le développement ultérieur de ces rejetons de tuberculeuses est lui-même très souvent retardé. Les chiffres qu'il donne valent d'être cités : 28 p. 100 des cobayes en expérience ont grossi lentement, restant constamment au-dessous de la moyenne des poids normaux; trois d'entre eux étaient même très chétifs, ainsi l'un pesait 170 grammes seulement à l'âge de 2 mois, alors qu'un cobaye normal pèse, à cet âge, 300 grammes. Il semble, disent ces auteurs qu'il s'agisse là d'un état dystrophique d'origine héréditaire sans lésion bacillo-tuberculeuse appréciable. Enfin, dans une quatrième proposition, les auteurs trouvent qu'on est en droit d'accuser la tuberculose de dystrophie partielle aboutissant aux malformations congénitales les plus variées. Ils citent l'observation d'un cobaye qui présentait à la naissance une attitude vicieuse de la tête et des troubles de la marche. Sa mère, inoculée par voie intra-pleurale au mois de septembre, avait eu en octobre une première portée de deux petits dont l'un est devenu tuberculeux, en janvier une seconde portée composée d'un seul petit qui naquit trois jours après que la mère eût été réinoculée par voie digestive; ce petit était bien constitué et pesait 90 grammes, mais dès sa naissance il tenait d'une façon permanente la tête en extension forcée, il ne marchait pas; lorsqu'on l'excitait il tournait sur place; *au bout de quelques jours ces troubles s'amendèrent* et l'animal se mit à marcher normalement, mais pendant deux mois l'attitude vicieuse reparut souvent; néanmoins l'animal se développa très bien. Sacrifié à 3 mois 1/2, les viscères et les centres nerveux ne montrèrent aucune lésion, de même que la colonne vertébrale et les muscles de la nuque.

Il est impossible, à notre avis, d'être plus d'accord avec ce que nous enseigne la clinique que ne le sont LANDOUZY et LÆDERICH dans leurs conclusions : « Nos anciens ne croyaient qu'à l'hérédité, assurément leurs petits-fils n'ayant d'yeux que pour la contagion acquise tombent-ils dans l'excès opposé quand ils ne savent pas dans la débilité congénitale de l'enfance reconnaître l'hérédité de constitution et de tempérament; quand, dans la lignée disqualifiée de certains phtisiques, ils n'aperçoivent pas l'abâtardissement de l'individu, l'amoindrissement de la famille et la dégénérescence de la race.

« La bacillo-tuberculose n'est-elle pas, avec la syphilis et l'alcoolisme (dont les tares héréditaires, polymorphes elles aussi, ne seront jamais trop rapprochées de l'hérédotuberculose), une des trois formes destructives de l'individu, autant que de l'espèce. »

Tous les auteurs qui se sont occupés de la question arrivent à des conclusions analogues.

GALIPPE (1) cite une observation de jeune fille hérédotuberculeuse chez laquelle la taille ne s'est pas développée, son intelligence est restée assez rudimentaire; elle a la face aplatie, le crâne globuleux, les oreilles déformées; longtemps elle a uriné au lit, elle est très nerveuse, elle pleure et se met en colère avec la plus grande facilité; la voûte palatine est ogivale, peu développée, et montre un degré assez marqué d'atrésie; le

(1) GALIPPE, *Étude sur les anomalies des maxillaires et des dents.* (*Extrait de la Revue de médecine,* 1901, p. 64.)

maxillaire supérieur est dévié latéralement, le maxillaire inférieur constitue un prognathisme des plus marqués.

Parmi les enfants qui ont eu un développement retardé, que l'on puisse rattacher à la tuberculose héréditaire, les uns présenteront à un âge plus avancé les débilités mentales ou motrices que nous avons signalées ; les autres, atteints ou non de ces débilités, seront diversement frappés.

Nous allons choisir une observation qui peut être considérée comme le type de nombreuses histoires de familles hérédo-tuberculeuses qui lui sont toutes semblables et nous verrons comment les opinions des auteurs les plus autorisés nous permettent de comparer les enfants d'une même famille que la maladie familiale a frappés d'une façon plus ou moins brutale :

Il s'agit d'une famille qui eut quatorze enfants. Le père, âgé de 45 ans, que nous avons pu voir amener ses enfants à la consultation, a été, il y a quatre ans, amputé de la jambe droite pour tumeur blanche du genou. Il est actuellement tuberculeux cavitaire, il ne semble ni syphilitique ni alcoolique ; on craint à chaque instant l'issue fatale. La mère, âgée de 40 ans, est tuberculeuse elle aussi. Les frères et sœurs des parents (4 d'un côté, 3 de l'autre) sont morts entre 15 et 25 ans de maladies de poitrine. Sur les quatorze enfants, l'aîné seul est bien portant, il s'est engagé, il fait son service militaire. Le deuxième enfant, une fille née à terme, a parlé très tôt, elle a marché très tard (28 mois), c'est une hystérique mythomane à laquelle sa maladie a déjà suscité maints ennuis dans les ateliers de couture. Deux autres enfants venus ensuite sont morts en très bas âge de

congestion pulmonaire, dit la mère (?). Un cinquième
est à Berck pour mal de POTT. Les quatre suivants sont
morts entre 1 an 1/2 et 3 ans, de méningite. Le dixième,
que nous voyons le plus fréquemment, est un être en
apparence bien constitué, il a 8 ans. Il a eu sa première dent à 12 mois; il a marché à 2 ans et parlé à 2 ans.
Il a uriné au lit jusqu'à 7 ans. Il est atteint de débilité
motrice nette, ses réflexes tendineux sont vifs, le signe
de BABINSKI est positif des deux côtés. Cet enfant a les
yeux bleus, il a des taches de rousseur, ses cheveux sont
de couleur blond vénitien, ses testicules sont normaux
de taille et de situation; le corps thyroïde est palpable;
l'intelligence semble suffisante, encore que peu active.
La scolarité est moyenne. Tout permet de supposer que
cet enfant passera difficilement son certificat d'études
et qu'il aura du mal à se placer en apprentissage.

Après lui sont nés deux jumeaux qui n'ont pas vécu.
Puis vient une petite fille, âgée de 5 ans 1/2, qui, elle,
fut particulièrement précoce : elle eut sa première dent
à 3 mois; elle disait, paraît-il, « papa » et « maman » à
6 mois; elle se faisait comprendre très bien à 1 an; « elle
disait tout » à 15 mois. Elle marchait à 9 mois. Actuellement, cette enfant présente deux ganglions tuberculeux
ulcérés à l'angle du maxillaire, une ostéite tuberculeuse
fistulée de l'extrémité inférieure du radius droit. Elle
est intelligente, vive; on ne trouve chez elle aucun signe
de débilité motrice. Le quatorzième enfin est un enfant
de 16 mois, mal venu, grand rachitique, qu'on élève
avec les plus grandes difficultés et dont le pronostic
vital nous a paru désespéré.

Remarquons en passant qu'au fur et à mesure que la
maladie des parents s'aggrave la descendance est plus

touchée, mais il est un fait plus digne de remarque encore : c'est que, mis à part l'aîné bien constitué et normal à tous points de vue, l'ensemble des autres enfants nous offre à considérer toutes les modalités différentes des atteintes de la tuberculose héréditaire : *une hystérique, un débile moteur, une scrofuleuse* avec ostéite tuber- culeuse, *un rachitique*. Voici les résultats ; quelles explications les auteurs qui se sont occupés de la question donnent-ils de cette façon d'agir de la tuberculose héréditaire? Quel peut en être le méca- nisme? Le professeur MARFAN (1) s'est livré à une enquête clinique qui lui a montré qu'à l'origine du rachitisme on trouve le plus souvent une infection et une intoxication chroniques. Un fait, dit-il, l'a frappé : la tuberculose d'un des géniteurs ou des deux.

DU CASTEL (2), dans sa thèse, a fait une statistique à ce sujet qui donne les résultats suivants : sur 42 cas de rachitisme, vingt-cinq fois les géniteurs sont atteints d'une affection grave à l'époque de la conception ou de la grossesse. Dans 12 cas où les parents n'ont avoué aucune maladie, ils constatent que plusieurs d'entre eux sont très suspects. Dans une observation, deux enfants tuberculeux, trois rachitiques ; dans une autre, trois enfants tuberculeux dont fait partie le rachitique qui est le sujet de l'observation. Plus loin, un père rachitique et une mère tuberculeuse fournissent une lignée de quatre enfants rachitiques.

Le Professeur MARFAN (3) cite une observation d'en-

---

(1) MARFAN, *Rachitisme et tuberculose.* (*Presse médicale*, 23 février 1910.)
(2) DU CASTEL, *Recherches sur le rachitisme.* (Thèse Steinheil, 1909, p. 77.)
(3) MARFAN, *loc. cit.*

fant rachitique nourri au sein chez lequel la cuti-réaction fut positive. Il reconnaît qu'il n'est permis dans ce cas que de trouver un seul facteur étiologique : la tuberculose. Mêmes conclusions pour les observations 3,4 et 5 du même article.

GALUP (1), dans un tout récent article de la *Presse médicale* traitant de la diathèse lymphatique, émet l'hypothèse que cette diathèse est due à une combinaison d'anaphylaxie et d'immunité. Il cite l'opinion d'André LÉRI : « Dans la scrofule, cette ancienne diathèse, à tort ou à raison bien déchue, il y aurait à la fois immunité et anaphylaxie. »

La clinique nous enseigne, en effet, que ces enfants auxquels nous donnons comme cause de leur débilité leur hérédité tuberculeuse, souvent, à l'encontre de leurs frères et sœurs, échappent aux accidents tuberculeux microbiens. Ils sont élevés dans le même milieu, soumis aux mêmes contagions, ils subissent parfois les mêmes privations; il n'est pas peu surprenant de voir que ces enfants, que leur retard de développement général ou électif semble prédisposer plus que tous autres à la contagion bacillaire directe, sortent indemnes de la contagion familiale et n'emportent pour toute tare que leur débilité motrice, mentale ou leur hystérie.

Ce que nous avons dit de la syphilis peut s'appliquer à la tuberculose, en ce sens que le spermatozoïde et l'ovule appartenant à des individus tarés sont incapables de donner naissance à un individu normalement constitué. On sait, depuis les travaux de LANDOUZY et LÆDERICH (2),

(1) GALUP, *Le lymphatisme.* (*Presse médicale*, 19 avril 1913.)
(2) LANDOUZY et LÆDERICH. (*Académie des Sciences*, Paris, 24 octobre 1910.)

que les femelles de cobayes inoculées de tuberculose sont moins facilement fécondées : sur 80 femelles inoculées, puis laissées en permanence avec des mâles sains, 28 seulement ont été fécondées, et il est à noter que ce furent, d'une façon générale, celles qui résistaient le mieux à l'inoculation; 65 p. 100 sont restées stériles. Sur 30 mâles inoculés, 10 lapins et 20 cobayes, un seul cobaye a fécondé une femelle, et si, dans le premier cas l'examen histologique des ovaires ne montrait aucune lésion expliquant la stérilité, dans le second cas on trouva dans les testicules des lésions tuberculeuses folliculaires et des modifications plus ou moins étendues des canaux séminipares consistant en la perte du pouvoir prolifératif de l'épithélium qui ne forme plus de spermatozoïdes.

Tout ne se passe pas de la même façon chez les humains. Ce que l'inoculation expérimentale peut produire, la maladie discrète, surtout en son début, peut ne pas le reproduire intégralement. Nous sommes frappé au contraire de voir combien nombreuse est la descendance des ménages tuberculeux; il n'est pas rare, dans les milieux hospitaliers, de savoir que 10, 12 enfants sont nés de parents tuberculeux, et de n'en trouver que deux ou trois vivants. Les cellules subissent-elles une excitation toxique avant de subir la déchéance? La question est difficile à résoudre; ce n'est point ici la place pour la discuter. Il ne faut pas être surpris que des doses différentes de poison amènent des résultats diamétralement opposés.

Les enfants issus de parents tuberculeux sont-ils anaphylactisés ou immunisés d'une façon générale vis-à-vis de toutes les infections ou d'une façon spécifique pour le bacille tuberculeux?

Le professeur RICHET (1) a noté qu'il résulte de ses expériences un accroissement de la sensibilité aux poisons et DELANOE a noté un accroissement de la sensibilité aux infections, l'un et l'autre n'étant point spécifiques.

Nous sommes donc bien, tant pour la syphilis que pour la tuberculose, à ce stade où la spécificité *perd ses attributs et ses caractères pour ne donner que des troubles généraux ou partiels du développement*. Il est très difficile de dire si les individus atteints de ces insuffisances sont en état de moindre résistance où de meilleure résistance; le parallélisme que l'on peut mener entre des frères et des sœurs semble prouver que les tuberculeux actifs et les tuberculeux dystrophiques ont suivi deux voies différentes. Cette comparaison peut être poussée plus loin vis-à-vis des autres infections. On sait combien toutes les associations microbiennes revêtent un caractère de gravité chez les tuberculeux actifs et combien, d'autre part, chez les lymphatiques, les scrofuleux, les hypoplasiques, les infections perdent de leur gravité : ils font des érysipèles peu pyrétiques; s'ils ont des accidents tuberculeux, ceux-ci sont cutanés ou ganglionnaires et à marche très lente. Faut-il rappeler enfin de quelle façon les idiots, qui représentent le produit de conception de gens tarés ou qui ont été frappés dès leurs premiers jours par une infection grave, sont rebelles aux infections. Nous avons vu, dans le service de notre maître CHASLIN, des épidémies respecter les idiots sur leurs chaises, et dans le service de notre maître LESAGE des nourrissons

---

(1) RICHET, *Accroissement général de la sensibilité aux poisons chez les animaux anaphylactisés.* (Compte rendu de la Société de Biologie, 14 mai 1910, p. 820.)

atrophiques résister d'une façon toute particulière aux maladies infectieuses qui frappaient les autres enfants.

Tout tend à démontrer ce point sur lequel nous avons si fréquemment insisté, qu'au stade des maladies dont nous nous occupons, c'est-à-dire au moment où elles ne se traduisent que par un retard qui se compensera, le caractère spécifique est loin, il est effacé, il est perdu. Poncet et Leriche (1) accordent à la tuberculose un rôle plus grand encore que tous les autres auteurs : celle-ci est facteur d'arthritisme, « qui n'est pas un commencement, mais une fin, et qui se voit chez les hérédo-tuberculeux qui ont endigué leurs lésions ».

« Tout permet de supposer que les toxogénines diffusent dans tout l'organisme encore qu'elles semblent se localiser plus spécialement dans le cerveau et le sérum. » (Richet.)

Nous avons parlé de la démence neuro-épithéliale comme aboutissant rare mais possible des insuffisances neuro-psychiques. Les travaux les plus récents sur l'étiologie de cette maladie semblent donner une place prépondérante à la tuberculose dans les antécédents de ces malades. Le cycle pourrait être cliniquement complet lorsqu'on aurait, à l'aide de ces données nouvelles, pu rechercher l'hérédité, suivre de près les trois premières années et les années de collège de ces enfants qui, entachés de tuberculose, précoces ou en retard, d'intelligence brillante ou débiles intellectuels, présenteront de 15 à 20 ans les premiers signes de la démence neuro-épithéliale. Ils montrent ainsi que *la cellule originairement atteinte* a hâté son développement ou a retardé

---

(1) Poncet et Leriche, *Paris médical*, p. 431, n° 18.

celui-ci, a rempli ses fonctions brillamment ou s'est montrée au-dessous de sa tâche ; mais que, dans tous les cas, *sa fragilité constitutionnelle* ne lui a pas permis de résister à toutes les causes occasionnelles de surmenage, d'auto-intoxication, de maladie infectieuse intercurrente, et qu'elle a subi un processus de destruction à l'époque où elle aurait dû commencer à atteindre son maximum de développement fonctionnel.

ALCOOLISME

L'alcoolisme se trouve si répandu dans les milieux hospitaliers, voire même dans les classes un peu plus élevées, qu'il est de règle de trouver son action légère, discrète ou brutale, dans l'état pathologique des parents. Nous ne saurions assez insister sur la façon dont les observations d'enfants en retard doivent être prises et sur les signes qui permettent de reconnaître l'alcoolisme inavoué du père, souvent même aussi celui de la mère.

L'abus chez les parents des boissons alcoolisées est capable à lui seul d'amener un retard de développement chez l'enfant. On sait combien les différentes modalités d'alcoolisme ont été à juste titre incriminées dans les idioties, les imbécillités. Souvent on n'a trouvé comme étiologie possible à l'idiotie que la conception pendant l'ivresse du père. Nous avons vu des enfants en retard ne sembler devoir leur état morbide qu'aux habitudes d'intempérance de la mère pendant la grossesse, mais, ce qui est pis encore, c'est que l'alcoolisme chronique vient aggraver tous les états morbides ; notamment, il assombrit le pronostic de la tuberculose ; quelle que soit sa forme clinique, il favorise certainement les accidents nerveux au cours de la syphilis.

Le médecin examinant un enfant en retard devra donc s'entourer de tous les renseignements qui lui permettront de savoir si les parents ont ou non des habitudes d'intempérance. A moins de formelles affirmations du contraire, dûment contrôlées, il faut tenir pour suspects tous les hommes de la classe ouvière, beaucoup de femmes de la même classe, surtout dans les professions de blanchisseuses et de cuisinières, beaucoup d'hommes d'une classe un peu plus élevée, voire même des individus riches qui croient se mettre à l'abri des accidents de l'alcoolisme en payant un peu plus cher leurs vins et leurs eaux-de-vie et en ne consommant, comme leur permettent leurs moyens, que des boissons alcoolisées enrobées de riches étiquettes et pernicieusement décorées du nom « d'hygiénique ».

On recherchera donc systématiquement l'état de l'appareil digestif, les qualités du sommeil, les troubles de l'humeur et les troubles nerveux chez les individus suspectés. Nous ne parlons pas ici des individus connus pour leurs habitudes d'intempérance et dont l'ivrognerie quotidienne bi ou tri-hebdomadaire est connue, ce sont des alcooliques chroniques, sentant l'alcool, au faciès vultueux; les aliénistes les reconnaissent au premier coup d'œil, mais d'autres individus chez lesquels le diagnostic d'alcoolisme ne s'impose pas à première vue.

Les pituites matinales, les sensations de vertige au lever, sont connues de tous les médecins; on fait plus rarement porter l'enquête sur les troubles du sommeil. Le sommeil de l'alcoolique est entrecoupé de soubresauts, d'hallucinations hypnagogiques, il vit dans un état de

crainte qu'exagère la venue de la nuit, il entend marcher;
un meuble qui craque le fait se lever sur son séant, prêt
à bondir, il n'est pas sûr qu'une main criminelle n'a pas
soulevé le rideau et qu'un chien n'a pas rapidement tra-
versé la pièce où il dort. On sait, à ce propos, que MAGNAN,
pour calmer les terreurs nocturnes des alcooliques en
traitement, les fait dormir dans des chambres éclairées.
Bientôt après, l'alcoolique se rendort pendant quelques
heures, le sommeil est si profond que rien ne peut l'en
tirer, puis un cauchemar le réveille à nouveau, il est
persuadé qu'on veut entrer; aux confins de l'hallucination
il croit voir des individus qui veulent pénétrer chez lui,
mais il n'est pas suffisamment intoxiqué pour que
l'hallucination soit complète, il en est quitte pour une
peur momentanée, il se recouche et, la nuit suivante,
les mêmes scènes plus ou moins accusées se reproduisent; on
a coutume dans leur famille, se méprenant totalement sur
la cause de leur agitation, de les traiter de « nerveux ».

Chez les femmes, la polynévrite alcoolique portant sur
les membres inférieurs, donnant des signes fonctionnels
étagés de la simple crampe au pseudo-tabes alcoolique,
est la manifestation la plus fréquente. Enfin, dans les
deux sexes, l'irascibilité, la violence, l'emportement et la
jalousie pathologique sont des troubles de l'humeur
habituels aux alcooliques et qui seront toujours après
examen mental rapportés à leur véritable cause.

Comment l'alcoolisme agit-il sur la descendance?
Un article de LEGENDRE (1) nous apprend que l'hérédité
alcoolique peut ne se traduire que par une faiblesse
congénitale. Dans les pays de vignoble, dit-il, où par

---

(1) LEGENDRE, *Traité de pathol. gén.* de BOUCHARD, tome I, p. 355.

suite des maladies de la vigne les eaux-de-vie se sont peu à peu substituées aux vins, les officiers de recrutement constatent d'année en année une diminution de la taille. On connaît l'apostrophe célèbre de DIOGÈNE à un enfant idiot : « Jeune homme, ton père était bien ivre quand ta mère t'a conçu », citée par VLAVIANOS (1), d'Athènes. Les éleveurs de chiens connaissent bien cette action de l'alcool sur l'accroissement de la taille; pour empêcher les chiens de grandir et pour faire des races de chiens minuscules, ils donnent de l'alcool aux nouveau-nés de plusieurs générations successives.

LANCEREAUX, cité par APERT (2), a observé une fillette de 14 ans atteinte de cirrhose hépatique alcoolique et de paralysie atrophique alcoolique des membres inférieurs; elle ressemblait à une enfant de 5 à 6 ans au plus, sa taille était de 0 m. 97, elle pesait moins de trente livres; son visage était sérieux, triste, elle ne riait jamais, mais elle avait l'intelligence vive. Depuis l'âge de 22 mois elle avait ingéré chaque jour près d'un litre de vin, depuis l'âge de 7 ans avant le repas elle prenait du quinquina ou du malaga, après le repas, de la Chartreuse Raspail, etc. Les parents alcooliques pensaient ainsi la fortifier.

Depuis les premiers travaux de Magnus HUSS, les travaux sur l'alcoolisme se sont multipliés. LADRAGUE (3) a trouvé le testicule atteint d'atrophie relative ou absolue, de même que les ovaires peuvent être diminués de volume et la ménopause anticipée. Cet auteur s'occupe des conditions dans lesquelles l'alcoolisme fera le plus de méfaits : il faut, chez les alcooliques chroniques, que le

(1) VLAVIANOS, *Compte rendu du VII° Congrès, Paris* 1899, t. II, p. 305.
(2) APERT, *loc. cit.*, p. 47.
(3) LADRAGUE, *Alcoolisme et enfants.* (Thèse de Paris. Steinheil, 1901.)

géniteur soit en état d'ivresse au moment de la conception; par surcroît, comme l'a bien montré Guénard (1), la femme enceinte qui s'alcoolise alcoolise l'enfant qu'elle porte.

Dans la thèse de Legrain (2), sur 761 descendants de buveurs on trouve 322 dégénérés, 155 aliénés et 131 épileptiques.

Tous les organes sont intéressés chez l'alcoolique chronique. Dans le traité très complet de l'alcoolisme de Triboulet, Mathieu et Mignot (3), ces auteurs passent en revue l'action générale de l'alcool sur les tissus vivants, sur les organes et sur leurs fonctions; ils rappellent, à propos de l'action de l'alcool sur les centres nerveux, les travaux d'Overton, de Zurich (4), qui constate que nos cellules peuvent se garer de la plupart des produits nuisibles, sauf de l'alcool, de l'éther et du chloroforme, qui les pénètrent très aisément. L'imprégnation de l'organisme par l'alcool a pour effet d'atteindre rapidement les cellules les *plus différenciées*.

Malgré le nombre considérable des observations cliniques, malgré la valeur très grande des statistiques démontrant indéniablement l'action de l'alcool sur la descendance, le mécanisme reste difficile à interpréter. Nous trouvons une belle observation de Brunon (5) qui montre à quel point l'influence seule du géniteur mâle alcoolisé peut être funeste à la descendance.

Il s'agit d'une forte fille de 19 ans qui, avant son

(1) Guénard, *Alcoolisme chez les enfants*. (Thèse de Paris, 1901.)
(2) Legrain, *Hérédité et alcoolisme*. (Thèse de Paris, 1886.)
(3) Triboulet, Mathieu et Mignot, *Traité de l'alcoolisme*. Masson, 1905.
(4) *Loc. cit.*, p. 111.
(5) Brunon, *Académie de médecine*, séance du 18 mai 1907.

mariage, eut un enfant bien constitué; elle épousa un alcoolique chronique dont elle eut quatre enfants : le premier est un rachitique assez gravement atteint pour marcher avec des béquilles, le second est un idiot, le troisième a une luxation congénitale de la hanche, le quatrième est normal, le cinquième, venu mort, n'avait que quatre doigts à chaque main.

L'anatomie pathologique des altérations produites par l'alcool s'est alliée à la chimie biologique pour montrer d'abord la présence du toxique et ensuite son mode d'action.

MANTESANO (1), en étudiant les altérations produites par l'alcool sur le système nerveux central des lapins, trouve, contrairement aux auteurs antérieurs, des infiltrations limitées de plasmatocytes et de lymphocytes répandues dans tout l'axe. NICLOUX (2), dans sa thèse, démontre que l'alcool peut pénétrer tous les tissus glandulaires, tous les produits de sécrétion, et que sa présence peut être révélée dans le sperme et dans l'ovule.

GRÉHANT (3) conclut de ses dosages que l'ingestion dans l'estomac de 1 centimètre cube d'alcool par kilogramme d'animal maintient dans le sang un millième environ d'alcool. Le même auteur (4) auparavant, dans une très intéressante expérience, fait ingérer un mélange d'eau et d'alcool dans des proportions données à un lapin : l'animal succombe dans la journée et en faisant le dosage de ce qui restait d'alcool dans l'estomac il trouve que,

---

(1) MANTESANO, *Rivista di frenia*, tome XXXV, 1909.
(2) NICLOUSE, *Détermination d'un alcoolisme congénital.* (Thèse de Paris, 1900.)
(3) GRÉHANT, *Dangers de l'alcool.* (*Revue scientifique*, 28 mars 1903, p. 387.)
(4) GRÉHANT, *Soc. de biologie*, 14 janvier 1903.

sur 45 centimètres cubes d'alcool ingéré, 40 centimètres cubes avaient été absorbés pour passer dans le sang et dans tous les tissus.

La biologie générale nous enseigne la nature de l'action directe de l'alcool sur tous les tissus. Son action la plus puissante est la déshydratation; il paralyse l'irritabilité, la sensibilité, la contractilité, en un mot l'activité de la cellule vivante; sous son action les mouvements amiboïdes sont suspendus, il coagule les matières albuminoïdes. D'autre part, c'est une substance dysosmotique douée du pouvoir d'entraver les phénomènes d'osmose.

On conçoit combien toutes ces propriétés peuvent agir sur les qualités que le spermatozoïde peut donner à l'ovule qu'il féconde, combien l'impulsion à la division cellulaire peut être entravée dans sa qualité, et rien mieux que l'intoxication alcoolique ne saurait nous montrer l'influence que peut avoir l'action toxique sur les cellules de la procréation; que le spermatozoïde et l'ovule soient touchés l'un et l'autre ou l'un ou l'autre depuis les premières divisions cellulaires jusqu'aux dernières, toute l'activité vitale de l'embryon sera intéressée et, à côté de l'infection microbienne transplacentaire, nous pouvons voir le rôle de l'intoxication, que celle-ci soit due à un poison défini ou à des toxines microbiennes. Tous ces poisons agissent sur le spermatozoïde, le modifient, le déshydratent, l'entravent dans sa fonction de fécondation. Le système nerveux qui se forme le tout premier dans l'organisme aura à souffrir plus directement encore que tous les autres appareils de l'insuffisance des premières cellules, et c'est ainsi que s'explique, à notre avis, l'action des poisons sur le développement, la possibilité de constater chez le rejeton un retard simple vraiment essentiel avec toutes les conséquences que celui-ci pourra avoir, débilité motrice, débilité mentale, hystérie et, au dernier plan du tableau clinique : démence neuro-épithéliale.

INTOXICATIONS ET INFECTIONS DIVERSES
ACTIONS SPÉCIFIQUES DE CERTAINES INTOXICATIONS
ET INFECTIONS

Nous serons bref sur les autres infections et intoxications facteurs de retard. Par des mécanismes analogues, elles peuvent agir sur le produit; les auteurs signalent l'action de la lèpre qui peut produire des dystrophies par influence héréditaire. L'action dystrophiante du paludisme est mieux connue; on a vu certains enfants hérédo-paludéens atteints de dystrophies et de retard de développement, et l'on sait que LAVREAN a constaté l'hématozoaire dans le sang de nouveau-nés issus de mères paludéennes. La misère sociale et la misère physiologique des parents sont elles aussi causes de retard de développement. FÉRÉ (1), dans un article intéressant et documenté, a étudié les enfants du siège et note chez eux différentes insuffisances. On doit à notre avis attacher une importance plus grande à l'intoxication saturnine des parents. Il nous paraît difficile de rendre le saturnisme seul responsable en nous appuyant sur la clinique pure, car il est très rare que les saturnins n'aient point d'intoxication éthylique simultanée ou de tuberculose. Ce que l'on sait cependant, de l'action élective de l'intoxication

(1) FÉRÉ, *Les enfants du siège. (Progrès médical*, 1884, p. 245.)

par le plomb sur les centres nerveux, la diffusibilité du poison dans tout l'organisme fait supposer que le saturnisme à lui seul est capable d'amener ces retards de développement; il sera prudent de rechercher sa présence possible comme étiologie.

Avant d'envisager les causes qui semblent tenir directement à l'enfant : prématuration, maladies infectieuses des premiers jours, des tout premiers mois, traumatismes de l'accouchement (etc.), il est utile de légitimer l'importance que nous avons donnée à la tuberculose, à la syphilis et à l'alcool comme facteurs étiologiques de premier plan. *Le caractère spécifique de chacune de ces maladies que les parents transmettent à l'enfant peut se retrouver longtemps après et orienter l'évolution de la maladie qu'un retard ou une précocité ont seuls pu faire craindre, vers un aboutissant signé de syphilis ou de tuberculose.*

L'observation (1) que nous allons rapporter a été suivie par l'un de nous depuis trois ans environ. L'intérêt principal qu'elle présente réside :

1º Dans ce fait que la maladie a évolué par poussées qui chaque fois à leur suite ont laissé le petit malade plus amoindri;

2º Par le diagnostic qui doit être discuté longuement avec la paralysie générale infantile;

3º Par l'échec relatif de la thérapeutique spécifique appliquée par les procédés anciens et nouveaux.

Le petit D. V. est maintenant âgé de 10 ans. Il passe ses journées sur son fauteuil et dans son lit, il pousse des cris inarticulés, à peine peut-il proférer quelques mots :

(1) LESAGE et A. COLLIN, *Paralysie générale ou méningo-myélite syphilitique chez un enfant précoce.* (*La médecine infantile*, avril 1913.)

« papa, maman, promener », il ne comprend pas un ordre, il n'est pas capable de donner la main, il est à peu près aveugle. Cependant il a bonne mine, de l'embonpoint, l'appétit est excellent, sa figure est particulièrement avenante. Voici son histoire :

Son père a été soigné par l'un de nous pour de la leucoplasie buccale et jugale diffuse et pour divers autres accidents spécifiques. Il est âgé de 50 ans et gagne bien sa vie dans un commerce qui nécessite de l'activité et une grande présence d'esprit.

La mère, femme de 43 ans, est bien portante; elle a suivi la maladie de son fils avec une précision rigoureuse, elle s'est entourée de tous les conseils médicaux auprès des Facultés de Paris et de province. Après deux fausses couches de sept et de trois mois, un enfant vient mort après neuf mois et trois semaines de gestation. Une quatrième grossesse se termine par un accouchement au forceps d'un enfant actuellement âgé de 26 ans, qui a présenté du coryza à la naissance et qui aurait perdu la vue pendant six mois de 18 ans à 18 ans 1/2. Son acuité visuelle est actuellement minime, il a été réformé pour troubles oculaires. Une cinquième grossesse menée à bien donne naissance à une fille qui présente du coryza et du pemphigus et meurt à 3 mois d'une méningite à forme convulsive. Sixième grossesse, enfant né à terme, superbe à la naissance, a actuellement 20 ans. C'est un garçon très bien sous tous les rapports, très entraîné à tous les sports, il gagne largement sa vie. Un septième enfant naît à terme, coryza et pemphigus, meurt à 10 mois de méningite à forme convulsive.

Neuf ans après la naissance de ce septième enfant vient au monde le petit D. L'accouchement est pénible, coryza et pemphigus à la naissance. Il se fait remarquer bientôt *par une extrême précocité*. Sa fontanelle se ferme à 7 mois, il a sa première dent à 3 *mois* 1/2, il marche à 14 mois, il dit à 9 *mois des mots isolés*, et se fait, paraît-il, *très bien* comprendre à 1 an. A partir de 18 mois, un médecin consulté prescrit par précaution des frictions mercurielles régulières. A 3 et 4 ans, son intelligence était particulièrement brillante. La précocité de l'établissement de ses premières fonctions mise en regard de l'intelligence qu'il déployait alors fait considérer cet enfant par les parents et par les voisins comme un petit être précoce, brillant et parfaitement doué. « A 3 ans 1/2, nous dit la mère, il allait faire des commissions chez l'épicier et comptait les quelques sous que l'on devait lui rendre ; si on lui faisait faire trois ou quatre emplettes différentes, il ne rentrait çhez sa mère que lorsqu'il était en possession de ces achats. Mais à cinq ans, les troubles de l'intelligence attirent l'attention des voisins qui viennent rapporter les propos à la mère : il va chez l'épicière qui avait coutume de le servir et demande « du pétrole pour faire la soupe », on croit à une plaisanterie, on lui fait observer l'absurdité de sa demande et il répond : « ce soir ce sera comme cela ». Il manifeste bientôt des *idées mégalomaniaques* à diverses reprises, il commande à un marchand des quatre saisons, trois, quatre, cinq, six choux, trois lapins. Le commerçant surpris de l'importance de la commande en référait à la mère qui n'avait demandé que l'un de ces objets et souvent même rien du tout.

Au même moment, il est atteint subitement d'aphasie qui dure une matinée. Il se remet, et sa mère l'emmenant un jour en promenade s'étonne de voir qu'il ne pouvait la suivre **dans** l'ascension d'un petit raidillon voisin de la maison, que l'**enfant** s'amusait habituellement à gravir en quelques bonds; elle le **traite de paresseux** et devant les larmes de l'enfant elle suppose que, bien que **rien ne** soit apparent, celui-ci est peut-être malade. A quelques jours de là, il est pris pour la première fois de convulsions, de vomissements, de constipation avec raideur des membres inférieurs. Période de crises pendant trois ou quatre jours. Puis l'enfant reprend sa vie normale; nouvelle crise dans la même forme quinze jours plus tard : l'enfant perd la parole et l'usage des membres inférieurs pour deux mois; quatre mois plus tard, nouvelle crise, l'enfant perd la vue pendant deux jours; cependant, encore qu'un traitement hydrargyrique très actif ait été institué dès la première crise de convulsions, les facultés s'affaiblissent, le vocabulaire se réduit à quelques mots isolés, la marche devient impossible, et l'enfant, à cette époque, est, à peu de chose près, ce que nous le voyons maintenant. Au mois d'avril 1912, D. V... demeure dans le coma pendant trente-six heures; depuis cette époque, la déchéance se confirme de jour en jour, la perte de la vue, complète d'avril 1912 à décembre 1913, semble s'amender légèrement et l'enfant prend actuellement sans trop d'hésitation un jouet à la portée de sa main; cependant, il pleure, il crie, il bave, il mord ses poings sous ses vêtements, il ne reconnaît aucun des siens.

L'examen physique nous montre qu'il est atteint d'une paraplégie spasmodique avec trépidation épileptoïde et atrophie de tous les muscles du membre inférieur, pas de tremblement de la langue, aucun accroc dans les rares mots qu'il prononce, la mimique est particulièrement bien conservée; l'enfant n'a aucune hébétude.

Tous les examens de laboratoire ont été faits; le
Wassermann fait par trois fois a toujours été positif; la
ponction lombaire à quatre reprises différentes a montré
d'abondants lymphocytes.

En résumé, nous voyons une maladie qui, par étapes
successives et par poussées, évolue chez un hérédo-syphilitique depuis 1908.

En faveur de la paralysie générale nous pourrions rappeler les troubles mentaux à teinte mégalomaniaque du
début, l'aspect général assez bon, l'absence de douleurs
de tête; mais il n'est pas habituel de voir dans cette
affection des paraplégies à forme spasmodique. En second
lieu, le gros élément diagnostique du tremblement de
la langue et des lèvres et d'accrocs de la parole fait défaut.
Et si on doit reconnaître que le traitement spécifique
intensif auquel il a été soumis n'a pas amené la guérison
ni une amélioration notable, on doit avouer que celui-ci,
loin d'aggraver son état, a toujours semblé coïncider avec
un amendement passager des crises convulsives qui mettaient irrémédiablement sa vie en danger.

Dans ces conditions, nous sommes embarrassé pour
étiqueter : « paralysie générale » cet état de déchéance, et
nous voyons qu'il s'agit là d'un état morbide, trait
d'union entre les méningo-encéphalites syphilitiques
bruyantes dans leurs manifestations, procédant par
poussées, destructives des centres cérébraux et médullaires, et la paralyise générale en sa forme classique.

Pour éclairer notre opinion nous avons étudié dans la
littérature médicale les cas de paralysies générales juvéniles. On sait que la maladie de BAYLE avait été considérée
pendant longtemps comme devant être l'apanage de l'âge
moyen de la vie. En deçà elle était confondue avec les

idioties précoces ou tardives; au delà elle venait sans aucune différenciation clinique grossir le nombre des démences séniles.

Régis, le premier, apporta une observation indiscutable de paralysie générale infantile. Depuis, les exemples encore qu'assez peu nombreux se sont ajoutés. Nous retiendrons parmi ceux-ci les cas qui se rapprochent de celui que nous avons rapporté.

La physionomie de la paralysie générale infantile est bien dégagée dans une revue d'ensemble de Falk (1). Il note qu'habituellement ces enfants sont débiles et qu'ils font une forme démentielle simple avec accès épileptiformes fréquents. Le délire tient peu de place dans la séméiologie. Mondor (2) présente à la Société de Psychiatrie deux jeunes gens dont la maladie évolue à peu de chose près comme celle des adultes. Ils présentent des signes somatiques et psychiques qui ne laissent aucune place à l'hésitation.

Une observation de Joffroy (3), intitulée : « Un cas de paralysie générale juvénile à début spinal », fit le sujet d'un cours.

Si la paralysie générale est certaine, l'étiquette précise de la lésion spinale ne nous paraît pas avoir été donnée, et nous ne saurions dire si les lésions spinales dont nous supposons notre malade atteint sont du même ordre que celles auxquelles le Professeur Joffroy a fait allusion. Dupré (4), dans le *Traité de Pathologie mentale* de Ballet, apprend qu'il faut savoir reconnaître les associations

---

(1) Falk, *Journ. névro-pathologique et psychiatrie*, 1907, p. 439.
(2) Mondor, *Encéphale*, 1909, 1er semestre, p. 181.
(3) Joffroy, *Journal de Médecine de Paris*, juillet 1898.
(4) Dupré, *In Traité* Ballet, p. 959, 961.

morbides, qu'il existe des formes médullaires et spinales,
des formes de sclérose latérale ou spasmodique, et la connaissance de ces formes associées nous amène à mieux
interpréter le cas que nous rapportons surtout lorsque
nous comparons celui-ci aux deux observations suivantes :
l'une de RAYMOND, l'autre de CHASLIN.

Ces deux travaux nous semblent devoir éclairer tout
particulièrement le cas du jeune D.

Les auteurs, de leur propre aveu, se sont posés les
mêmes questions que nous ; de plus, RAYMOND a pu avoir
une constatation nécropsique qui tranche le diagnostic en
montrant que si la clinique est impuissante à départager
les états de syphilis cérébrale et de paralysie générale
infantile, c'est qu'en réalité les lésions syphilitiques
proprement dites et les lésions parasyphilitiques sont
superposées et que, partant, toute distinction clinique est
impossible. CHASLIN (1) rapporte une observation en
bien des points semblable à la nôtre, et dans ses com-
mentaires il explique que le diagnostic de paralysie
générale ne peut être affirmé par suite de l'absence des
signes caractéristiques, achoppement, bredouillement,
trémulation des lèvres et de la langue. Il s'agit pour lui
de syphilis héréditaire dont les manifestations cérébrales
durent depuis sept ans et qui aboutit à une démence
complète.

Le professeur RAYMOND (2) montre que la jeune fille qui
fait le sujet de son cours a été précoce dans son développement, *très intelligente* jusqu'à 9 ans, qu'à 11 ans elle

---

(1) CHASLIN, *Éléments de Séméiologie et de Clinique mentale*, 1912,
p. 491.
(2) RAYMOND, *Paralysie générale juvénile ou syphilis cérébrale*. (*Semaine
médicale*, 17 janvier 1900.)

eut un premier ictus, puis deux autres en l'espace de quatre mois, que le traitement amena une amélioration notable des phénomènes paralytiques. L'enfant succomba après une broncho-pneumonie tuberculeuse. A l'autopsie on trouve des lésions de paralysie générale typiques et de nombreuses petites gommes dans la substance grise, à différents états de développement : les unes molles, les autres sclérosées. Nous supposons que c'est d'une forme anatomique semblable qu'il s'agit pour le petit D. V... et que si la clinique n'a pu départager les deux diagnostics, c'est que l'un et l'autre sont vrais.

Le Prof. Gilbert BALLET, dans son cours du 1er juin 1913, a présenté une démence précoce dont nous avons pu recueillir l'observation. Il s'agit d'un enfant âgé de 14 ans, grand, bien constitué en apparence, issu d'un père bien portant et d'une mère atteinte d'arthrite bacillaire et de bronchite chronique : il est né à 7 mois; il aurait, paraît-il, parlé et marché très tôt, ce qui est d'autant plus surprenant que la prématuration est habituellement un facteur de retard pour l'établissement de ces premières fonctions. A 3 ans et à 7 ans, il aurait eu des convulsions qui auraient duré de minuit à 7 heures du matin. C'est un enfant doux, timide, réservé, il n'a jamais présenté de bizarrerie de caractère, il s'adonnait à ses études avec une ardeur particulière, il ne jouait jamais avec ses camarades, toujours il avait un livre ouvert à la main, il obtint d'ailleurs des bourses pour continuer ses études. En janvier 1913, il eut un état morbide indéterminé qu'on qualifia de grippe, l'affection semblait insignifiante, mais depuis cette époque, il perdit rapidement quelques places en classe, il redoubla de travail et d'attention pour rega-

gner son rang habituel. En mars, il rentre un jeudi de
l'école, ayant eu un éblouissement; après Pâques il
quitte définitivement l'école : il avait l'impression « d'y
perdre son temps ». En avril on l'envoie à la campagne, il
se promène dans les champs avec son livre ouvert. A la
suite de son séjour à la campagne, il engraisse légèrement. Trois semaines après, il se lève chaque matin de
plus en plus tard, se disant fatigué, son caractère devient
capricieux; il ne veut parler qu'à certaines personnes.
Le 8 mai, sa mère nous déclare qu'il fermait les yeux,
restait pensif, immobile; on essaya de le faire sortir pour
le distraire, mais seules les devantures de libraires
pouvaient un instant retenir son attention. Les 9 et
10 mai il refuse de manger et de parler. Du 10 au 18 mai
il est prostré, somnolent, on le nourrit par le rectum,
puis par une sonde nasale. Le 18 mai, un médecin consulté, agissant sur sa suggestibilité, le fait se lever et
marcher; bientôt il retombe. Après cette fausse amélioration due à sa suggestibilité, il tomba en stupeur;
cet état dure depuis vingt jours. Il est interné, il refuse
de se lever, de manger, il obéit passivement à quelques
ordres, il est catatonique.

Nous pourrions répéter ces observations où la tuberculose, facteur de précocité ou de retard, est cause de la
démence précoce. Ces jeunes déments précoces sont
parfois tuberculeux eux-mêmes, ils sont ainsi double-
ment tuberculeux si l'on peut dire, tuberculeux dystrophiques héréditaires, anaphylactisés à la maladie et
porteurs de tuberculose en évolution. Cependant, parmi
tous les enfants hérédo-tuberculeux, il en est beaucoup qui échappent complètement aux atteintes nerveuses, car il est un fait bien établi, c'est que le système

nerveux échappe normalement à l'action des substances déterminant l'immunité naturelle ou acquise, active ou passive (1). Les variations de quantité de poison, la résistance de la cellule tenant à la qualité des cellules primitives qui lui ont donné naissance (spermatozoïde et ovule) montrent « que l'immunité locale est, comme l'immunité générale, sujette à des variations d'où dépendra, dans une certaine mesure, la résistance du sujet à l'agent infectieux (2). »

La tuberculose est encore une cause de la détermination de démences précocissimes. Mlle HOLLÆNDER (3), dans une étude documentée sur la démence très précoce, note souvent dans les antécédents des enfants malades la tuberculose chez l'un et l'autre des ascendants. On sait combien les travaux actuels tendent à montrer entre ces deux affections des rapports de cause à effet.

INCIDENTS ET ACCIDENTS DE LA GROSSESSE ET DE L'ACCOUCHEMENT

La naissance prématurée a été incriminée dans la maladie de LITTLE dont, pour certains auteurs, elle était le seul facteur étiologique responsable. Nous avons vu les discussions que cette opinion a pu soulever, les conclusions de Mme LONG-LANDRY tendant à accepter une étiologie différente; il n'en reste pas moins que, si la naissance prématurée n'explique que quelques fois

---

(1) GUY LAROCHE, *Fixation des poisons sur le système nerveux*, p. 205. (Thèse de Paris, 1911.)
(2) GUY LAROCHE, *loc. cit.*, p. 219.
(3) Mlle HOLLÆNDER, *Archives de Neurologie*, 2e semestre, p. 173.

la présence du syndrome de LITTLE ; elle est capable, en privant trop tôt les éléments nerveux de la châleur, de l'hématose qui leur convienent, de donner à ceux-ci une insuffisance congénitale. Cette cause, comme nous allons essayer de le montrer, doit prendre sa part de responsabilité dans la constitution du retard simple essentiel. Il faut, avant tout, dans la question de la prématuration, en ne considérant que les enfants qui, quelques années après, ont pu conquérir un poids et une taille voisins de la normale, s'attacher à reconnaître les causes elles-mêmes de la naissance prématurée. S'agit-il du « fruit véreux » que le ver a détaché trop tôt de la branche nourricière, les causes s'accumulent pour créer un individu retardé dans son évolution. C'est ainsi que les prématurés tuberculeux, syphilitiques, portent en eux une double cause d'insuffisance et qu'il est très difficile de savoir si tout doit être rapporté à la première cause et si l'autre a été capable d'influencer la marche et le pronostic.

Lorsqu'au contraire le fruit vert a été accidentellement détaché plus tôt de la branche nourricière, on peut plus facilement se rendre compte que cette prématuration seule est capable d'amener les troubles dont nous avons parlé. Souvent, nous avons rencontré et noté dans nos observations d'enfants en retard la prématuration non spécifique comme cause unique et il nous a semblé que, dans les cas les meilleurs, l'enfant mettait un an environ à compenser le retard apporté par un mois de prématuration.

Dans une famille ne portant point de tare : quatre enfants sont normaux et bien portants avant celui qu'on nous amena. Deux autres après lui sont bien

portants également. C'était un enfant âgé de 7 ans,
d'une scolarité, d'une intelligence normales, entré à
l'hôpital pour rougeole. Nous apprîmes qu'il était né
à 7 mois 1/2 et que le diagnostic des accoucheurs avait
été : naissance prématurée par placenta inséré bas. Ses
six frères et sœurs étaient bien portants, ils avaient
été tous normaux dans leur développement. Cet enfant
avait marché à 2 ans et 8 mois, il avait parlé vers la
même époque, il avait eu sa première dent à 12 mois et
le seul de sa famille il avait uriné au lit jusqu'à 4 ans.

La réaction de Wassermann, pratiquée par acquit de
conscience, fut négative; la recherche de la tuberculose
chez les collatéraux et les parents, ainsi que la recherche
de l'éthylisme, furent également négatives. La naissance
prématurée paraît donc bien seule devoir expliquer ce
retard de développement qui s'est particulièrement bien
compensé; l'enfant qui nous occupe est parfaitement
bien développé, tant au point de vue moteur qu'au
point de vue mental. Cette pyrexie n'a ramené chez lui
aucun signe de débilité motrice. Il semble n'avoir point
conservé de fragilité spéciale nerveuse, il paraît résis-
tant au même titre que les autres. DÉTRÉ ne suppose
pas que la naissance prématurée ait une influence appréciable sur la date de la marche.

Le Prof. PINARD, dans *La Puériculture du premier âge*,
p. 170, indique la période d'un an à dix-huit mois pour
la marche des prématurés.

DÉTRÉ (1) reconnaît que douze de ses prématurés ne
marchaient pas à 18 mois, mais il s'agit toujours de
syphilitiques, de tuberculeux ou d'enfants mal ali-

---

(1) DÉTRÉ, *L'avenir des prématurés. Les rapports avec la syphilis
héréditaire*, p. 52. Paris, 1912.

mentés. Dans deux cas seulement, ces différentes causes
ne pouvaient être invoquées. L'auteur a remarqué en
outre que quatre prématurés avaient marché précocement; dans deux cas, dit-il, il s'agissait d'enfants malingres, et l'on sait que ces poids légers marchent avant les
gros enfants; l'explication de ce phénomène nous paraît
bien devoir être différente : la prématuration d'une part,
la précocité de l'autre, ne sont-elles point respectivement
facteur et effet des indices d'excitation de la cellule
nerveuse se traduisant par un fonctionnement précoce
d'un pronostic souvent à réserver. Comme nous l'avons
vu chemin faisant au cours des premiers chapitres et
comme nous le verrons plus clairement dans une étude
d'ensemble aux chapitres qui vont suivre, la précocité
et le retard sont deux branches d'un même tronc et
traduisent une activité fonctionnelle défectueuse, soit
hypo, soit hyper; il faut établir un parallélisme entre ces
deux manières d'être du tout jeune enfant; nous verrons
en raisonnant le pronostic ce que nous devons penser
de la valeur respective du retard et de la précocité.

DÉTRÉ donne un tableau d'enfants prématurés dont
le poids et la taille étaient inférieurs à la normale. Ces
enfants sont âgés de 2 ans 1/2 à 11 ans; ils appartiennent
aux groupes classés d'après leur poids de naissance, de
2.000 à 2.500 et de 2.500 à 3.000 grammes. Ceci nous
indique, étant donné qu'ils sont soigneusement choisis
parmi les non-tuberculeux et non-syphilitiques, que la
seule prématuration est une cause de retard général de
développement.

Plus loin l'auteur étudie la question des dystrophies
et des dysplasies et des troubles nerveux chez les prématurés. Il reconnaît lui-même que, sous le nom de

troubles nerveux, sont groupés des troubles un peu disparates.

Dans ses conclusions, l'avantage de la croissance et du développement, en comparaison avec les non-prématurés, n'est pas pour les prématurés. Cette influence, dit-il (1), pourrait être comparée à celle des conditions ingrates qui *rabougrissent* les espèces animales ou végétales.

A notre avis, les prématurés qui ne portent point en eux de retard échappent bien rarement au retard de l'établissement des fonctions que nous étudions, mais il est de règle, lorsque le poids de naissance a été supérieur à 2.000 grammes et que la prématuration n'excède pas un mois ou cinq semaines, de voir les prématurés triompher de leur retard de développement et devenir des adultes tout à fait normaux. Il n'en reste pas moins que la prématuration doit être rangée parmi les causes du retard simple essentiel et qu'on peut conclure avec WALLICH et FRÜHINSHOLZ (2) : « I. Il est incontestablement des prématurés qui, devenus adultes, donnent toute satisfaction au point de vue de leur développement physique et intellectuel.

« IV. Il est une proportion importante de prématurés parmi les dégénérés. Leurs dégénérescences sont en rapport avec les tares des parents : syphilis, alcool, avec le degré de dégénérescence et l'état de primogéniture du prématuré. »

La gémellité est un gros facteur de retard dans l'évolution nerveuse. De multiples explications peuvent être données de ce fait : d'abord, faut-il considérer la gémel-

---

(1) Détré, *loc. cit.*, p. 153.
(2) Wallich et Frühinsholz, *L'avenir éloigné du prématuré.* (*Société obstétricale de France*, octobre 1911.)

lité comme une anomalie, c'est l'opinion du Prof. Bar.
Faut-il admettre que l'insuffisance de nutrition soit la
cause de l'insuffisance ultérieure du développement?
Quoi qu'il en soit, il n'est que des cas rares où deux
jumeaux mènent brillamment une longue existence.
Souvent l'un des deux succombe, souvent ils sont
atteints de troubles nerveux divers, et les observations
analogues à celle de Vinchon (1) sont fréquentes. Il
rapporte (p. 103) le cas d'un enfant interné à Vaucluse
pour démence précoce probable, qui est un jumeau.

On sait l'importance qu'attachent les accoucheurs
aux traumatismes subis pendant l'accouchement, à la
strangulation, aux circulaires du cordon sur l'évolution
nerveuse et générale ultérieure. Ce que nous savons de
la fragilité du tissu nerveux non encore myélinisé
nous permet de comprendre l'importance qu'on a
attachée à ce fait et de la légitimer.

Nous croyons avoir passé en revue les causes principales du retard simple essentiel qui sont les mêmes que
celles de beaucoup d'autres retards marqués au point de
vue anatomique. Il arrivera peut-être que l'on trouve à
recueillir des observations dans lesquelles aucune de ces
causes ne puisse être invoquée. Ces cas, croyons-nous,
sont rares; il y aura lieu de se demander alors si une
infection, une intoxication, un surmenage passagers des
parents au moment de la conception, une fatigue de la
mère aux derniers mois de la grossesse ne sont point en
cause pour expliquer comment un seul enfant d'une
famille est moins bien doué au point de vue fonctionnel
nerveux que ses frères et sœurs.

(1) Vinchon, *Délires des enfants.* (Thèse de Paris, Roussel, 1911.)

Faut-il incriminer encore les infections à point de départ digestif ou pulmonaire dans les tout premiers mois qui suivent la naissance, c'est vraisemblable. Ces infections, sans amener de convulsions, ont pu intéresser le système nerveux en pleine évolution; nous le répétons, à côté des causes que nous avons signalées, et sur lesquelles nous avons insisté, ces différentes étiologies nous paraissent devoir être mises au second plan.

PATHOGÉNIE

Nous avons eu l'intention, dans les chapitres qui précèdent, d'isoler et de caractériser un état morbide infantile souvent passager, souvent premier stade d'une évolution plus grave; nous avons montré la façon dont ce retard simple essentiel devait être recherché en clinique, les parentés plus ou moins étroites qu'il pouvait avoir avec les autres retards totaux ou électifs. Nous avons cherché aussi à dire de quelle façon son étiologie, sa clinique et son évolution permettent de le différencier des autres retards, il nous reste à savoir, ce groupe morbide étant établi, quelle place il convient de lui donner dans le cadre nosologique et par quel mécanisme la cellule nerveuse est touchée au point que son développement et sa fonction s'en ressentent tout en permettant, dans la grande majorité des cas, au pronostic d'être considéré comme bénin.

Trois questions se posent :

1º La cellule elle-même est-elle atteinte, dans sa multiplication et dans sa valeur vitale?

2º Tout ce que nous savons de l'influence des glandes

closes sur le développement nerveux nous permet-il de supposer que celles-ci ayant été atteintes par les causes que nous avons signalées soient incapables d'exercer leur action sur la cellule nerveuse?

3° Y a-t-il enfin une action combinée, la cellule étant touchée *ab ovo*, et les glandes closes intéressées par la même cause devenant également déficientes?

Ces problèmes étant abordés, sinon résolus, il faudra nous demander si l'on doit ranger le retard simple essentiel dans le cadre facile à élargir de la dégénérescence, ou si nous devons admettre que trop peu de points communs avec la dégénérescence telle que l'ont comprise les pères de la doctrine ne lui refusent le droit d'être inclus dans ce cadre.

Rôle des glandes closes. — Les pathogénies établies du myxœdème, de l'acromégalie, de la maladie de BASEDOW, de la maladie d'ADDISON veulent que, lorsque le système nerveux est déficient, on pense aussitôt à interroger les fonctions des glandes closes, soit de l'une plus spécialement, ou, comme des travaux récents l'ont préconisé, de plusieurs à la fois.

SYNDROMES POLY-GLANDULAIRES

Il est très intéressant de suivre l'évolution des idées sur le rôle qu'ont joué les glandes endocrines dans les troubles de la taille, de la motricité et de l'intelligence.

LORAIN, le premier, crée un certain nombre de types, et dans la lettre qu'il écrivait pour servir de préface à la thèse de son élève FANEAU DE LA COUR, il distingue trois formes : une première se caractérise par la débilité, la gracilité, la petitesse du corps, « sorte d'arrêt de développement portant plutôt sur la totalité de l'individu que sur un appareil spécial ». Dans une seconde forme, il y a persistance de l'aspect juvénile. Dans une troisième forme, l'appareil génital est atrophié, les hanches sont développées, les mamelles sont volumineuses : c'est le féminisme.

LASÈGUE crée le mot d'infantilisme, et c'est en 1877 que ORD, se basant sur l'examen histologique de la peau, propose le nom de myxœdème qui devait, comme l'ont montré plus tard les travaux des chirurgiens REVERDIN et KOCHER, les travaux des aliénistes, BOURNEVILLE, les travaux d'HORSLEY, caractériser en clinique l'insuffisance thyroïdienne.

Ces temps derniers, MM. GOUGEROT et CLAUDE et LAIGNEL-LAVASTINE ont montré tout l'intérêt qu'il y a à considérer que, dans la majorité des cas, beaucoup de glandes sont intéressées : la notion des syndromes pluri-glandulaires est créée.

Un travail tout récent de SOURDEL (1) met au point la question avec clarté et précision. Il montre que l'on ne peut superposer un type clinique à un type anatomique. « Il est souvent impossible de prévoir quelles seront les glandes atteintes et quel sera le degré de la lésion (2). »

Il distingue cinq classes de syndromes pluri-glandulaires : la première s'adresse à des malades asthéniques, séniles, prématurés, d'aspect vieillot. La seconde forme

(1) SOURDEL, *Les syndromes pluri-glandulaires.* (Thèse de Paris, Vigot, 1912.)
(2) SOURDEL, *loc. cit.*, p. 314.

est caractérisée par des lésions cutanées, de la pigmentation. La troisième, que l'on serait tenté de ranger dans les états myxœdémateux simples, évolue tantôt vers l'une, tantôt vers l'autre des deux formes précédentes. La quatrième forme emprunte certains caractères à l'acromégalie. Dans la cinquième forme, caractérisée par l'hypertrophie graisseuse et les troubles génitaux, la radiographie montre constamment des modifications de l'hypophyse.

Plus loin, dans la première de ses conclusions, Sourdel reconnaît qu'à côté de la maladie d'Addison, du myxœdème, du goitre exophtalmique, de l'acromégalie, il existe des états voisins que les travaux récents tendent à mettre sous la dépendance des lésions simultanées de plusieurs glandes à sécrétion interne. Cependant, l'anatomie pathologique ne vient pas toujours éclairer les questions, les lésions ne coïncident pas fréquemment avec les symptômes. Il est difficile de caractériser des formes cliniques par le nom des glandes qui semblaient atteintes.

Sourdel fait jouer un rôle important à l'hérédité. Si l'hérédité ne se charge pas de créer un état de moindre résistance, il n'y a pas de syndrome pluri-glandulaire possible. Toutes les maladies infectieuses peuvent revendiquer le rôle de cause déterminante. Comme toujours, la syphilis et la tuberculose occupent la place d'honneur.

C'est ainsi que se trouvent lésées dans leur fonctionnement ces glandes dont le rôle est cependant capital dans la réglementation des échanges. Lorsque Starling créa le nom des *hormones*, cette individualisation permit à toute une série de travaux de venir décrire les fonctions des glandes closes comprises de cette nouvelle façon.

HALLION (1) définit ainsi les hormones : « Substances produites normalement par l'organisme, sécrétées dans le sang, capables de provoquer des réactions spécifiques. »

BAYLISSE et STARLING, partant du travail de PAWLOW sur les glandes digestives et notamment sur le passage du chyme, acide déterminant la sécrétion pancréatique, montrèrent qu'il ne s'agit point là d'un réflexe, mais que la muqueuse duodénale traitée à chaud par un acide a la propriété de susciter une sécrétion pancréatique quand on l'injecte dans les veines.

Le point le plus intéressant du travail que peut fournir cette sécrétine est que, celle-ci étant injectée dans la circulation générale, l'action qu'elle produit est élective. Les hormones contribuent à l'édification et au maintien de la structure anatomique, elles président à la réglementation physiologique des tissus qui échappent au système nerveux, comme le sang; elles possèdent une spécificité anatomique; elles sont engendrées par un organe à l'exclusion de tous autres; elles ne possèdent pas de spécificité zoologique : les glandes closes de cheval et de mouton agissent sur l'homme.

MARKÉLOFF (2), d'Odessa, s'occupe plus spécialement des rapports des hormones et du système nerveux : il rappelle l'expérience de LANE CLAYPON et STARLING qui, en injectant à une femelle l'extrait d'un fœtus, arrivent à augmenter les mamelles de la femelle vierge et à donner du lait aux multipares. Le produit de la glande thyroïde

---

(1) HALLION, *Les Hormones*. (*Presse médicale*, 18 mai 1912, p. 433.)
(2) MARKÉLOFF, *Sécrétions internes et neurologie*. (*Archives de Neurologie*, 1911, p. 277.)

sur le sympathique a une action excitante; les parathyroïdes sur le sympathique ont une action inhibi-
trice. Souvent, les excitants du système nerveux central
sont inhibiteurs du sympathique et réciproquement :
d'où équilibre des « impulses ». De plus, la thyroïde,
l'hypophyse, les parathyroïdes sont régulateurs de
l'échange du calcium et du magnésium, et l'on sait combien le nerf et la cellule nerveuse sont sensibles aux
variations de pression osmotique.

Les rapports du corps thyroïde en hyperfonctionne-
ment, type BASEDOW, et du pancréas, expliquent deux
faits restés longtemps obscurs dans le syndrome du
goitre exophtalmique : la diarrhée tenace et la stéator-
rhée. FALTA, BUDINGER, EPPINGER ont montré qu'après
l'ablation du corps thyroïde, des chiens ont supporté
de grandes quantités de sucre sans glycosurie. Le fait
trouve sa corrélation en clinique par l'impossibilité où
l'on est d'obtenir de la glycosurie chez les myxœdémateux.

PARHAN et GOLDSTEIN (1) produisent chez les chiens
une réaction myasthénique en injectant de la para-
thyroïde de VASSALE. Les glandes parathyroïdes apparaissent comme des régulateurs des échanges minéraux
de l'organisme, surtout des transformations du calcium;
les sels de calcium, d'après LŒB et SABBATANI, jouissent
de la propriété de déprimer l'activité du protoplasme
chez certains myasthéniques, l'excrétion des sels de
calcium dans les urines dépasse considérablement les
chiffres moyens. Toutes ces données semblent devoir
faire jouer un rôle capital aux fonctions complexes des

(1) PARHAN et GOLDSTEIN, cités par MARKELOFF.

glandes closes, et leur action sur le système nerveux n'est plus à démontrer.

Est-ce à dire que l'investigation clinique doive s'arrêter là? et que le problème puisse être considéré comme résolu, même lorsqu'on a trouvé, par l'opothérapie, le moyen d'obvier aux inconvénients qui naissent de l'insuffisance des fonctions des glandes endocrines?

LÉSION NERVEUSE PRIMITIVE

A notre avis, ce n'est là qu'une partie du problème et, loin de nier la valeur d'expériences aussi bien établies, nous allons nous demander, dans les pages qui vont suivre, si d'autres actions infectieuses, dystrophiantes ne peuvent agir directement sur la cellule nerveuse et si cette cellule, avant de subir des troubles dans la régulation de ses échanges, n'est point elle-même de qualité moindre, l'insuffisance de ses qualités tenant à toute la série de causes que nous avons passées en revue, celles-ci physiques, infectieuses ou toxiques étant capables de léser la qualité même de la cellule avant que les organes destinés à régulariser sa fonction ne soient eux-mêmes atteints. La cellule nerveuse a-t-elle une pathologie qui lui soit propre? Le retard simple essentiel et ses conséquences doivent-ils être mis sur le compte de la cellule elle-même? Nous espérons pouvoir démontrer que la cellule nerveuse est héréditairement et *personnellement* atteinte dans sa multiplication et dans ses qualités.

« *Le système nerveux central, premier dérivé de l'ectoderme, emporte avec lui les qualités qu'avait*

*ce éystème chez les générateurs, et d'une manière plus
prononcée que les systèmes qui, embryogéniquement,
naissent plus tard.* » Telle est la phrase de l'article
«Fécondation» du dictionnaire DECHAMBRE ; nous l'avons
déjà citée au cours de cet ouvrage, elle trouve naturelle-
ment sa place ici au moment où doit venir la discussion
pour savoir comment, indépendamment des infections
transplacentaires, un ovule et un spermatozoïde donnent
l'hérédité proprement dite.

Si l'on est frappé de la disproportion qui existe entre
les tares du rejeton et les tares très tolérables et très
compensées des géniteurs, il faut savoir que c'est dans
une proportion géométrique que des causes minimes et
passagères, et, *à fortiori*, des causes plus graves, se multiplient pour décupler ou centupler chez le produit
l'effet de ces causes.

GEOFFROY SAINT-HILAIRE et DAREST ont montré
qu'il est possible de produire des monstres à volonté :
des œufs de poule, dressés sur la pointe, donnent des
poulets monstrueux.

CLAUDE BERNARD a dit : « L'œuf a déjà parcouru une
existence fertile en incidents au moment où le spermatozoïde vient lui apporter son concours. »

« La chance des incidents augmente bien davantage,
dit RIBOT (1), sitôt que le retrait de la vésicule germina-
tive a lieu. »

Il y aurait lieu de nous étonner, étant donné le nombre
de tares que peuvent avoir les géniteurs, les mille incidents qui peuvent perturber le développement de l'œuf
à peine fécondé, que le nombre des monstres ne soit pas

_____

(1) RIBOT, *loc. cit.*, p. 255.

plus élevé. Les expérimentations, à côté des facteurs
dont elles tiennent compte et des modifications qu'elles
apportent au cours rationnel des phénomènes, ne tiennent
souvent pas compte des nombreux à-côté qui sont le
cortège habituel de cette expérimentation. Mettre l'œuf
sur sa pointe est fort bien; mais que de menues mani-
pulations a suscité l'obtention de cette position anormale de l'œuf! Lorsque toutes les conditions physiques
sont respectées, lorsque l'infection latente est assez
minime pour permettre à la fécondation de se faire,
c'est bien à la valeur même des cellules primitives qu'il
faudra attribuer les troubles de développement des premières heures, toutes les causes d'infection ou d'intoxication transplacentaires venant s'ajouter ensuite avec
des caractères plus ou moins spécifiques.

La cellule nerveuse, très tôt différenciée, très tard
terminée, est exposée pendant longtemps à tous les
modes d'infection transplacentaires; nous allons voir
qu'elle est sensible à toutes les causes physiques ou
toxiques qui la touchent avant qu'elle n'ait ses moyens
de défense propres et que cette seconde hérédité apporte
pendant toute la gestation son contingent de nocivité
à la diminution de la résistance vitale de la cellule nerveuse.

Ces moyens de résistance propres qui lui sont acquis
à un âge beaucoup plus avancé font du système nerveux
un appareil presque isolé dans l'économie et expliquent
bien l'opinion des anciens auteurs basée sur la seule
clinique qui donnait comme étiologie aux psychoses
des causes mystérieuses et métaphysiques, frappés qu'ils
étaient de voir les délires les plus absurdes et les plus
grossiers évoluer chez des individus dont la longévité

était une preuve de santé enviable et florissante. Ceci nous amène à étudier la cellule nerveuse en deux stades : le premier pendant lequel elle se défend mal, elle est soumise à toutes les perturbations physiques et toxiques; le second stade, dans lequel elle acquiert ses moyens propres de défense qui lui donnent, dans l'économie, une résistance toute spéciale.

Nous ne voulons point dire que les différents agents vulnérants que nous allons passer en revue puissent atteindre la cellule nerveuse *in utero*, mais les expériences des auteurs nous feront comprendre comment ces différents agents, dans les expérimentations, peuvent intéresser le complexus délicat qui forme la cellule nerveuse et comment les agents toxiques que nous connaissons peuvent arriver à intéresser si profondément la physiologie de la cellule avec ou sans lésions histologiquement décelables.

Nous empruntons au livre de Marinesco (1) un grand nombre des détails qui vont suivre : « L'évolution de la cellule nerveuse est guidée par deux facteurs essentiels : d'une part l'hérédité, d'autre part la nutrition (tome Ier, p. 385). Il existe des différences entre les cellules de l'embryon de 8 à 9 mois et celles du nouveau-né. Dès les premiers jours de la naissance l'augmentation de volume des cellules nerveuses est très évidente et l'auteur suppose que, chez l'homme, la cellule radiculaire augmente de volume dans toutes ses parties constitutives jusqu'à l'âge de 25 à 30 ans, tandis que les cellules géantes pyramidales n'arrivent au maximum de leur développement qu'un peu après 30 ans.

(1) Marinesco, *La cellule nerveuse*. Doin, Paris.

Les éléments nerveux, éléments fixes de BIZOZZÉRO, ne se multiplient plus après la vie embryonnaire. SCHILLER, élève de FOREL, a compté le nombre de fibres nerveuses du nerf moteur commun chez un chat nouveau-né et chez un chat adulte, il n'a pas trouvé de différence.

Ces premières constatations nous montrent donc que l'évolution de ce tissu à éléments fixes est très active pendant les derniers mois de la vie intra-utérine et garde son activité pendant les premières années de la vie; les agents physiques après la naissance peuvent ajouter leur action à celle des agents toxiques que rien n'empêche de continuer la leur.

Nos observations ont montré que les incidents de l'accouchement, les grossières fautes d'hygiène des premiers jours sont capables d'amener des retards dans l'évolution nerveuse au même titre que les agents infectieux. Pour ne plus avoir à revenir sur la physiologie pathologique de ce mécanisme, nous allons rapporter brièvement les conclusions des auteurs qui nous permettent d'expliquer ce que la clinique nous a fait constater et de mettre sur le même rang, au point de vue de leurs conséquences, les traumatismes obstétricaux, les manques de soins pendant les premières semaines, ainsi que les causes toxiques transplacentaires et l'hérédité proprement dite.

SCAGLIOSI (1) pratiqua des traumatismes sur le lapin : il trouva des lésions même dans la moelle épinière alors que le traumatisme n'avait porté que sur le crâne. Il

---

(1) SCAGLIOSI, *Ueber die gehirnerschütterung und die parans im Gehirn und Rückenmark hervorgomfenen histologischen Veranderungen.* (*Virchow's Archiv*, vol. 152, p. 487, an. 1898.)

suppose que la névroglie la première est atteinte par le traumatisme grâce à un trouble fonctionnel des vaisseaux qui empêcherait cette variété de cellules d'exercer ses fonctions de nutrition des éléments nerveux et que les cellules nerveuses viennent à s'altérer à cause de ces troubles nutritifs.

D'autres auteurs, ayant opéré dans des conditions analogues, pensent que le mécanisme des lésions nerveuses est différent et que la commotion produit une lésion directe des cellules nerveuses et des altérations des fibres nerveuses, subséquentes des premières.

Dans le traumatisme d'un centre nerveux, tous les éléments qui le constituent réagissent à leur façon : les tissus de soutènement dont la puissance [de multiplication est considérable prolifèrent et l'emportent sur la cellule nerveuse, élément fixe.

Marinesco estime que, de ce fait, le rôle frénateur de la cellule nerveuse étant troublé, celle-ci ne peut plus exercer son action sur le tissu névroglique qu'elle maintenait et que la multiplication de la névroglie n'est plus réglée.

Les agents thermiques intéressent au plus haut point la cellule nerveuse. On sait combien les enfants sont sensibles aux « coups de chaleur ». Dans un service hospitalier les chaudes températures d'été amènent fréquemment sur toutes les courbes de température des nourrissons un crochet de 2 à 3 degrés.

Joldscheider et Flatau ont décrit pour la première fois les lésions des centres nerveux chez des lapins soumis à une élévation artificielle de température; la température rectale de l'animal s'était élevée à 44°,7 : « Toutes les cellules des cornes antérieures sont alors changées, elles sont devenues homogènes, on n'y trouve plus trace de corpuscules de NISSL (1). »

La durée de l'expérience (trois heures) peut produire les mêmes lésions en ne maintenant les animaux qu'à 42°. Et sans qu'on puisse identifier l'hyperthermie expérimentale à celle que produit la fièvre, on peut néanmoins, dans les maladies accompagnées d'élévations thermiques considérables, comparer les résultats obtenus à ceux de l'expérimentation. 40°, même prolongés pendant plusieurs jours, ne semblent pas être suffisants pour produire des lésions semblables à celles que détermine l'hyperthermie expérimentale. Au-dessus de 40°, on trouve habituellement des lésions qui ne sont pas superposables à celles de l'hyperthermie. Ce n'est qu'au delà de 41°, dans les cas où la température s'est maintenue telle quelques heures au moins, que les lésions analogues à celles de l'hyperthermie expérimentale se rencontrent.

L'insolation pratiquée sur les nouveau-nés, chiens, chats, lapins et cobayes exposés au soleil de juillet faisaient succomber les animaux après trois quarts d'heure ou une heure avec une température rectale de 46 à 47°. Les lésions de la cellule nerveuse sont considérables : homogénéisation du noyau, fragmentation et désorganisation de la périphérie cellulaire.

LAVRAU et REGNARD (2) ont montré que de deux chiens placés dans une atmosphère surchauffée, celui qui travaille est bien plus rapidement atteint d'accidents graves ou mortels que le chien au repos.

L'ischémie cérébrale est capable, elle aussi, de

(1) MARINESCO, *loc. cit.*, p. 267.
(2) LAVRAU et REGNARD, *Académie de Médecine*, 1894.

déterminer des troubles histologiques de la cellule.

Sand (1) reconnaît que le cerveau, chez l'homme comme chez l'animal, est l'organe le plus sensible à l'anémie; celle-ci peut entraîner la mort en trois minutes. Dans les centres nerveux de l'homme, une anémie totale d'une heure lèse exclusivement les cellules nerveuses, mais les atteint toutes sans exception. La dégénérescence des fibres myéliniques est secondaire, la névroglie et les vaisseaux subissent des modifications progressives, les cellules motrices sont beaucoup moins altérées que les cellules sensitives; les cellules les plus sensibles sont par ordre décroissant : cellules de Purkinje du cervelet, cellules sensitives et commissurales de l'écorce, du thalamus et du noyau lenticulaire, etc., le noyau ambigu du pneumogastrique étant la partie la plus résistante. Les cellules sont détruites suivant les procédés histopathologiques habituels. La névroglie progresse, il y a neuronophagie secondaire sans phagocytose.

Les accoucheurs considèrent comme sauvés les enfants pour lesquels il a fallu faire des manœuvres respiratoires pendant une heure et plus, lorsque la respiration a été enfin rétablie. Ils sont sauvés, c'est exact, mais nous avons vu de ces enfants être très en retard pour leur marche et pour leur parole; cette longue asphyxie de la naissance a été la seule cause que nous ayons pu relever.

Les agents toxiques, quelque nombreux et variés qu'ils puissent être, ne provoquent dans les cellules nerveuses que des modes de réaction peu variés; il est intéressant de retrouver ici, sous le contrôle des méthodes histolo-

---

(1) Sand, *Académie royale de Médecine de Belgique.* 25 mars 1911.

giques les plus fines que nous connaissions, la confirmation de l'opinion clinique des observateurs sur la non-spé-
cificité des différentes lésions que peuvent produire
toutes les causes qui éteignent l'individu et la race.

Nissl avait pensé un moment que les lésions toxiques
atteignaient la cellule nerveuse d'une façon spécifique;
ce n'est point une vérité acquise à la science. Ce que
nous savons, c'est qu'il y a des affinités électives entre
les molécules du protoplasme de certaines espèces cellulaires et les molécules de certaines substances toxiques.
Les lésions de la rage diffèrent de celles du tétanos et de
l'inanition, et, sans vouloir pénétrer plus loin dans
l'explication que l'on pourrait fournir des retards
électifs que nous avons si souvent rencontrés chemin
faisant, il y a lieu de se demander si tel toxique agissant
à telle époque n'atteindra pas plus directement la moelle,
le cerveau ou telle partie constituante de l'un ou de
l'autre. On sait que les vapeurs de l'éther, du chloroforme
ou de l'alcool suivent dans l'organisme une marche
définie, intéressant d'abord le cerveau, pour ne toucher
la moelle que très tardivement; un processus analogue
expliquera peut-être un jour les secrets des différentes
combinaisons que l'on peut voir chez les enfants anormaux : précocité élective, retard électif, débilité motrice
sans débilité mentale et réciproquement.

Mourre (1), confirmant les travaux de Cania, fixe
notre opinion sur l'action des toxiques sur les cellules
nerveuses. Ses conclusions valent d'être reprises en
entier.

(1) Mourre, *Modifications structurales des cellules nerveuses consécutives à l'administration de quelques substances toxiques.* (*Bulletin de la
Société de Biologie,* 4 juin 1904.)

I. — Il n'existe pas de corrélation entre le genre des symptômes provoqués par l'empoisonnement et la nature des lésions cellulaires, en particulier que la mort survienne au milieu de convulsions ou de phénomènes dyspnéiques, les altérations des éléments nerveux ne présentent pas de différences tranchées.

II. — Ainsi que CANIA l'a établi, les lésions cellulaires ne sont pas spécifiques pour un toxique déterminé; j'ai prouvé, en outre, que, pour une même substance chimique, elles peuvent dans certains cas affirmer des types d'altération profondément différents suivant la dose administrée, la durée de la survie et le degré de résistance individuelle.

III. — La gravité des altérations structurales n'est pas non plus en rapport direct avec la durée de la survie.

IV. — Des convulsions, même très accusées, ne suffisent pas pour provoquer constamment des modifications des corpuscules de NISSL.

V. — La réaction de la cellule nerveuse n'est pas toujours immédiate.

NISSL (1), dans de nouvelles expériences, insiste non plus sur la spécificité de la lésion toxique, mais sur l'électivité de fixation du poison.

Si l'on examine différents types cellulaires, on voit que la cellule motrice chez l'animal intoxiqué par l'arsenic est tuméfiée tandis que chez l'animal intoxiqué par l'argent elle est atrophiée. Dans l'intoxication saturnine aiguë, un grand nombre de cellules de l'écorce du

(1) NISSL, *Ueber experimentell erzeugte Veranderungen an den Vorderhornzellen des Ruckenmarks bei Kaninchen Allgemeine Zeitschrift für Psych.*, vol. XLVIII, 1892.

lapin présentent des lésions graves, tandis que les cellules des ganglions spinaux restent intactes. La stry-
chnine attaque les cellules à substance chromatique
réticulée de la moelle, tandis que les cellules radicu-
laires sont beaucoup moins altérées. L'alcool détermine
des lésions cellulaires de certains éléments de l'écorce
cérébrale du lapin, les grosses cellules de la corne d'Am-
mon sont respectées.

Enfin, il existe des actions combinées qui sont indis-
pensables pour produire les lésions que chacune de ces
actions isolée ne saurait réaliser.

Donaggio (1), ayant constaté que le froid n'exerce
aucune action modificatrice de l'appareil réticulé des
mammifères adultes, a eu l'idée de soumettre des lapins
à l'action combinée du froid et de l'inanition. Les résultats ont été positifs.

Ruggero Balli a enlevé l'appareil thyro-para-thy-
roïdien et par la méthode de Donaggio a constaté des
lésions survenues beaucoup plus rapidement par les
actions combinées.

Voilà les différentes façons dont peut être lésé le système nerveux plus sensible avant la naissance et dans
les premiers jours de la naissance. Mais lorsque les éléments prennent leur constitution histologique définitive, cette sensibilité de l'axe cérébro-spinal diminue; la
cellule nerveuse profite de l'immunité générale, elle
augmente la valeur de son immunité spéciale, elle pos-
sède des propriétés antitoxiques à l'égard de certaines
toxines et des propriétés bactériolytiques à l'égard de
certains agents pathogènes.

(1) In Marinesco, *loc. cit.*, p. 425.

L'expérience classique de Wassermann et Takaki
a montré pour la première fois dans le cerveau l'existence de propriétés antitoxiques vis-à-vis d'une toxine ;
ces propriétés sont grandes, puisque 1 gramme de cerveau de cobayes peut neutraliser 125 doses mortelles
de toxine tétanique pour la souris (Metchnikoff) (1).

Guy Laroche (2) dit que ces propriétés antitoxiques
ne doivent pas être généralisées à toutes les toxines ; les
unes ne sont pas neutralisées, mais au contraire activées
par la substance nerveuse : toxine diphtérique, tuberculine. La tuberculine en ce sens agit d'une façon inverse
de la toxine tétanique. Le même auteur remarque combien est rare la présence des bacilles dans les centres
nerveux ; il cite Renaud qui, étudiant la tuberculose du
système nerveux, constate que les cellules nerveuses lui
sont toujours apparues intactes au voisinage des bacilles
et à distance et que ces lésions histologiques s'opposent
aux grosses lésions destructives que l'on rencontre dans
le rein, dans le foie. Dans le service de M. de Beurmann,
à l'autopsie d'une lépreuse, les méninges présentaient
des nappes de bacilles de Hansen, il n'y en avait aucun
dans le tissu nerveux.

Renaud a le mérite d'avoir montré le premier que, chez
les animaux injectés avec de fortes doses de bacilles
tuberculeux, le cerveau se débarrasse rapidement des
bacilles. On ne peut guère n'être pas étonné, dit-il, quand,
sur des coupes d'un organe dans lequel on a, l'avant-
veille, injecté des milliers de bacilles, il est impossible

---

(1) Metchnikoff, *Recherches sur l'influence de l'organisme sur les toxines. (Annales de l'Institut Pasteur*, 1898, n° 2, p. 81-95.)
(2) Guy Laroche, *Fixation des poisons sur le système nerveux.* (Thèse de Paris. Roussel. 1911.)

d'en colorer un seul. Jamais il n'a pu reproduire le tubercule intra-cérébral.

Dans les services d'enfants, cependant, il n'est pas rare de trouver aux autopsies des méningites tuberculeuses un gros tubercule ramolli, soit cérébelleux, soit cérébral. Et ces constatations nous amènent à penser, comme le dit LAROCHE, que les phénomènes bactériolytiques sont inconstants; ils dépendent de la résistance individuelle, ils dépendent de l'âge, ils sont, à notre avis, une explication de ces faits d'immunité et d'anaphylaxie dont héritent les enfants hérédo-tuberculeux, plus sensibles que les autres à la tuberculose.

DEYCKE et MUCH (1), en 1909, annoncèrent qu'ils avaient réussi à bactériolyser le bacille de KOCH avec du cerveau. Ces faits ont été repris en France par GOUGEROT, TROISIER, GUILLAIN, LAROCHE.

Lorsqu'on mélange *in vitro* de la substance nerveuse avec une émulsion de bacilles de KOCH, on constate, par des prises successives, que les bacilles, d'abord nombreux et bien colorés, présentent un aspect granuleux en certains points. Ces granulations ne résistent plus à la décoloration par les acides et deviennent basophiles. Cette basophilie partielle semble précéder la lyse.

Plus loin, LAROCHE dans ses conclusions reconnaît (p. 232) que :

La fixation des poisons à effets physiologiques différents se fait sur telle ou telle partie de la cellule nerveuse; les poisons tuberculeux, la malléine, la toxine diphtérique se fixent surtout sur les éléments lipoïdes; la toxine tétanique, sur les éléments protéiques; les

_____

(1) Cités par LAROCHE, p. 223.

toxines tuberculeuses, morveuses, diphtériques sont activées ; la toxine tétanique est en partie neutralisée par le
tissu nerveux.

Le système nerveux nous apparaît donc comme doué
de propriétés particulières qui permettent à ce tissu
noble et si profondément différencié, d'une part, de ne
pas obéir aux lois générales de l'immunité, de conserver
bien au delà des autres tissus une sensibilité exquise
vis-à-vis des toxines. Si le tissu nerveux est un milieu de
culture mauvais pour les bacilles eux-mêmes, sa sensibilité aux toxines, plus vive dans les stades où il est
encore mal défendu par ses enveloppes non terminées,
sa myéline insuffisante, nous montre bien comment, dans
sa période de formation, toutes les causes que nous
avons passées en revue, physiques et chimiques, sont
capables de créer, sur la cellule nerveuse, depuis les
troubles fonctionnels sans substratum anatomique
appréciable jusqu'aux lésions anatomo-pathologiques
que l'on a coutume de rencontrer dans l'encéphale des
idiots, des imbéciles.

Le composé chimique : cerveau plus toxine est si
indissoluble, si stable qu'aucune des thérapeutiques qui
peuvent faire espérer la guérison lorsque d'autres tissus
sont touchés ne parvient à amener qu'une amélioration
lorsque le tissu nerveux est intéressé. Ici, une fois de
plus, se montre l'utilité de connaître l'existence des
insuffisances primitives, congénitales du système nerveux, pour ne point appliquer des thérapeutiques irrai-
sonnées, et ce que nous avons vu de l'immunité locale
du système nerveux, de sa sensibilité à certaines toxines,
de sa défense contre certains poisons, de la variété des
façons dont il peut être atteint nous explique qu'à quel-

ques variantes près, les enfants dont nous nous sommes
occupé, qui présentent un retard simple essentiel,
peuvent guérir complètement, devenir tout à fait semblables aux autres, tandis que d'autres, électivement
atteints ou totalement atteints, n'auront point à espérer
qu'une évolution favorable vienne atténuer leurs tares;
beaucoup en resteront là; pour d'autres, suivant la
nature de la maladie causale, apparaîtront dans le fond
du tableau le spectre de la paralysie générale juvénile,
de la démence précoce, de l'abâtardissement progressif,
de l'hérédo-alcoolisme. La cellule a été touchée, serait-
elle capable, sans aucune cause adjuvante, de tomber
dans la démence précoce ou dans la paralysie générale?
nous ne saurions le dire, mais un point est bien acquis :
d'une part, nous pouvons comprendre comment et pour-
quoi le tissu nerveux est un lieu de moindre résistance;
d'autre part, nous laissons persister une interrogation
sur la possibilité qu'il y a d'interventions exogènes ou
endogènes sur ce terrain ainsi préparé. Le surmenage,
les auto-intoxications, les intoxications exogènes sont
monnaie courante pour tous les individus, le petit
nombre de ceux qui y succombent tend à faire accorder
une place prépondérante au rôle joué par le terrain dans
le drame qui se déroulera. C'est ce que nous voulions
démontrer au début de ce travail. La place que nous
voulions faire accorder au retard simple essentiel nous
paraît ainsi se légitimer; la connaissance précoce de ces
états, l'enquête généralement productive sur les causes
qui lui ont donné naissance permettront d'établir, sinon
une thérapeutique active et agressive, du moins elles
permettront d'établir une thérapeutique de défense.
Comme pour le fuseau de « la Belle au bois dormant »

on évitera que l'enfant ne soit en contact avec toutes les causes que nous avons passées en revue, capables de venir détruire cet équilibre si instable. Souvent, comme dans la légende, on n'y parviendra point, mais il nous semble que l'intérêt est grand de connaître dès les premières années quel sera l'avenir que des signes cliniques permettent d'entrevoir.

Nous avons vu le rôle considérable que jouent les glandes endocrines sur l'établissement et la régulation fonctionnelle du système nerveux, nous avons vu la susceptibilité de la cellule nerveuse aux agents physiques et aux agents toxiques. Faut-il, dans les cas qui nous intéressent, accepter une étiologie exclusive, soit que l'insuffisance congénitale de la cellule nerveuse soit seule en cause, soit que l'insuffisance fonctionnelle des glandes endocrines soit elle-même seule en cause, ou faut-il prendre une place de tout repos et suivant l'état actuel de la science attribuer la constitution des états dont l'étude nous a occupé un peu à l'une, un peu à l'autre de ces causes?

Les exemples si nets que l'on connaît de types cliniques créés de toutes pièces par l'insuffisance notoire d'une glande close, très améliorés ou guéris par l'opothérapie, pourraient faire incliner à penser que les glandes closes sont toujours en cause; mais, d'une part, le fait qu'embryologiquement le système nerveux se forme bien avant les systèmes de glandes endocrines, le fait que la thérapeutique par ingestion thyroïdienne, hypophysaire, surrénale échoue généralement; d'autre part, la valeur de toutes les constatations faites par les auteurs sur la transmission du semblable qui est la définition même de l'hérédité nous permettent de supposer que

la cellule nerveuse, une des premières embryologiquement formées, recevant le plus directement l'hérédité
avant même que la seconde hérédité ou hérédité transplacentaire ne vienne produire ses effets, mettent au
second rang l'action si réelle des glandes endocrines.
Peut-être celles-ci, rendues insuffisantes par les tares
héréditaires qui ont touché aussi le système nerveux, se
montreront-elles au-dessous de leur tâche et leur action
fera-t-elle faute dans le développement ultérieur de
l'individu, multipliant ainsi l'effet des causes initiales.

L'opothérapie n'a pas, jusqu'à présent, donné de résultats bien satisfaisants dans les cas de débilité mentale,
de débilité motrice qui font suite souvent aux retards
de développement. Il est impossible de ne pas être
frappé de la flagrante disproportion qui existe entre les
bénéfices que tirent les myxœdémateux du traitement
thyroïdien et le peu de bien que celui-ci apporte aux
simples débiles mentaux. Il est impossible de ne pas être
frappé de ce que, chez nombre de débiles mentaux, le
cortège des symptômes d'hypothyroïdie n'existe pas,
et qu'il faudrait admettre que, par un caprice, l'action
déficiente du corps thyroïde se soit exercée sur le seul
système nerveux.

Toutes ces raisons nous font supposer que l'action des
glandes closes, dans les cas qui nous ont intéressé, est
minime, qu'*elle est de second plan*, et si nous faisons ces
réserves c'est pour ne point prendre une position caté-
gorique déplaisante par son exclusivisme et destinée par
cela même à se modifier; mais, nous le répétons, l'ensemble de nos recherches cliniques et thérapeutiques,
dont les résultats sont étayés par les constatations histo-
physiologiques des auteurs les plus considérables, nous

portent à croire que la cellule nerveuse a été touchée dans *sa valeur propre, voire même dans sa multiplication,* et que c'est là le point capital qui nous permet d'appeler « retard simple essentiel » cette forme de retard si différente des autres dont le nom indique à la fois l'origine et permet de préjuger de l'évolution.

PLACE DU RETARD SIMPLE ESSENTIEL
DANS LE CADRE NOSOLOGIQUE

On serait alors en droit de nous demander si ces états pathologiques n'ont pas une place toute désignée dans la dégénérescence mentale. Ce cadre nosologique est suffisamment hospitalier pour ne point demander de grandes références aux entités morbides qu'il abrite.

MM. VASCHIDE et VURPAS (1) se demandent avec raison quel critère on peut donner de la dégénérescence; celui qui consiste à dire « est dégénéré celui qui n'est pas normal » leur paraissant à juste titre insuffisant.

« Si nous supposons, disent-ils, qu'une rente de 3 à 5.000 francs représente la fortune normale, nous serons amenés à ranger dans la même classe la malheureuse qui n'aurait pas 50 francs par mois et le Crésus qui aurait plusieurs millions de rente. »

Le Prof. Gilbert BALLET, dans la thèse de GÉNIL-

---

(1) VASCHIDE et VURPAS, *Qu'est-ce qu'un dégénéré? (Arch. d'anthropométrie criminelle,* 1902.)

PERRIN (1) s'exprime ainsi : « Certaines affections tenues pour des manifestations avérées de la dégénérescence sont le résultat soit de conditions accidentelles défectueuses des générateurs au moment de la conception, soit d'affections intra-utérines ou de la première enfance. Parmi les affections mentales qui sont la conséquence d'une hérédité défectueuse, il y en a qui ne rentrent pas dans le cadre de celles signalées comme relevant de la dégénérescence, telle, par exemple, la psychose périodique. »

GÉNIL-PERRIN cite les conclusions du travail de DALLEMAGNE qui substitue un schéma physiologique au schéma anatomique de MAGNAN. « Les dégénérés d'ordre nutritif sont les véritables dégénérés marqués pour la fin prochaine : le crétin, le myxœdémateux, l'idiot ; viennent ensuite les déséquilibrés de la sensibilité, de l'affectivité, de l'activité, de la motricité ; en troisième lieu, les déséquilibrés de l'intellect avec toute la série des phobiques et des obsédés. »

RÉGIS, parlant des infirmités d'évolution ou dégénérescence, dit qu'elles représentent les anomalies de l'organe, les psychoses étant en quelque sorte les anomalies de la fonction.

On voit qu'il n'est point difficile de faire entrer le retard simple dans les dégénérescences ; cependant, au point de vue nosographique, nous ne voyons pas où en serait l'utilité. Le retard simple essentiel nous paraît beaucoup plus apparenté aux autres retards de la première enfance avec lesquels nous avons essayé de

---

(1) GÉNIL-PERRIN, *Histoire des origines de l'évolution de l'idée de dégénérescence en médecine mentale*, p. 247. (Thèse de Paris, Leclerc, 1913.)
(2) GÉNIL-PERRIN, *loc. cit.*, p. 256.

donner les caractères différentiels. Il nous paraît très arbitraire d'extraire le retard simple essentiel des maladies du premier âge communes à beaucoup d'enfants pour l'inclure dans le groupement de la dégénérescence. Contrairement à ce que l'on peut voir pour les dégénérés, l'évolution du retard simple essentiel est très souvent favorable, les stigmates physiques de la dégénérescence manquent. Ces enfants, lorsque l'évolution est moins bonne, ne font pas plus spécialement de psychoses dégénératives. Enfin, nous avons vu que les maladies de la première enfance, les incidents de l'accouchement sont capables de produire les mêmes effets que l'hérédité, et par ce fait ces états de retard obéissant à tant d'étiologies différentes ne doivent pas, sous peine de confusion, ou ce qui est pis de parti pris être rangés à côté de toutes les anomalies physiques ou mentales que le nom de dégénérescence abrite largement.

DEUXIÈME PARTIE

LA PRÉCOCITÉ

Nous avons vu, dans la première partie de cet ouvrage, des observations où il est fait mention de précocité. Il faut nous expliquer sur ce point. Nous espérons que les observations que nous donnerons à l'appui de nos dires seront suffisamment convaincantes pour prouver que la précocité, au même titre que le retard, mérite d'être spécialement étudiée.

Les travaux récents de psychiatrie qui ont complété et remis au point des maladies déjà étudiées montrent l'étroite parenté qui unit les états d'excitation et de dépression au point que ceux-ci et ceux-là, dans leurs formes les plus nettes, les plus caractéristiques, les plus opposées, appartiennent à la même nosographie, alternent avec régularité, s'imbriquent même au point que, dans la folie maniaque et dépressive on a pu décrire des formes mixtes dans lesquelles des éléments de l'état maniaque voisinent avec des éléments de l'état dépressif.

Nous savons d'autre part, d'après ce que nous apprend

la toxicologie, que si une dose suffisante de morphine endort, une dose timidement donnée produit les effets contraires. On ne saurait donc s'étonner de voir que les mêmes causes, physiques ou toxiques, agissant à des degrés différents amènent des résultats diamétralement opposés.

Sans vouloir émettre d'hypothèse sur la façon dont les différentes causes que nous avons passées en revue peuvent agir sur le système nerveux, pour amener le retard simple essentiel, et sur la façon dont les mêmes causes agissant à des degrés différents peuvent amener la précocité, nous nous bornerons à constater que dans les mêmes familles tarées, certains individus sont *précoces*, alors que d'autres sont *en retard*, que chez un individu enfin la précocité élective peut marcher de pair avec le retard électif, démontrant ainsi l'étroite parenté dont nous avons parlé et les aspects divers sous lesquels peut se présenter la tare nerveuse facile à déceler dans un cas, présente à l'esprit du médecin et à celui de l'entourage, masquée dans l'autre cas sous une allure brillante, flatteuse, bien faite pour égarer tous les soupçons. Cependant les études auxquelles nous nous sommes livré nous permettent de dire que, lorsque la précocité est établie, son pronostic est *plus grave* que le pronostic du retard simple essentiel.

Les étapes ont été brûlées, il est normal de rechercher si les causes qui ont amené cette hyperactivité fonctionnelle n'ont pas en même temps ébréché le capital vital de la cellule et si celle-ci, que des causes toxiques ou infectieuses ont surmenée au point de lui faire produire beaucoup plus tôt ce que d'autres produisent beaucoup plus tard, n'a point vu s'épuiser sa force de résistance.

Certains artistes cherchent l'inspiration dans l'usage des spiritueux, des thés et des cafés. Chez ceux-ci l'action excitante de ces poisons vient activer d'une manière factice leur activité cellulaire, et les gens sont bien près de leur fin qui ne peuvent écrire, composer ou produire que lorsque le poison vient artificiellement tirer de sa torpeur un organisme épuisé, incapable d'un effort sans l'usage d'un excitant chimique. Le poison active la fonction, mais il détruit l'organe.

Ce que nous avons dit du retard, les réserves que nous avons faites sur la façon clinique de l'apprécier, la marge suffisante que nous avons laissée aux variations ethniques, familiales, individuelles, doivent conserver ici toute leur portée. Il faut bien s'entendre sur le sens que l'on doit donner au mot précocité.

Notre étude portera sur la date d'apparition des fonctions dont nous nous sommes donné pour tâche de suivre le développement. « Cet enfant nous fait peur, disent les parents, il est d'une précocité effrayante. » Cette phrase est banale et aurait une grande portée si la précocité était médicalement appréciée; mais il est facile de se rendre compte que dans bien des cas la précocité dont parlent les parents a trait seulement à la qualité des réflexions de l'enfant, qui sont « d'un enfant au-dessus de son âge, d'un petit homme d'une petite femme ». Il ne faut pas à notre avis attacher une trop grosse importance à cette appréciation indulgente des parents; la coutume qu'a l'entourage d'écouter béatement les sornettes d'un enfant de 3 ans, d'accorder une grosse valeur aux phrases répétées plus ou moins à propos par celui-ci, fait apprécier à tort ses qualités intellectuelles. La mémoire seule est en jeu qui lui fait retenir le nom de parents éloignés, reconnaître des personnes qu'il a vues peu souvent, retenir des appréciations formulées.

Nous avons vu de petits débiles intellectuels, vaniteux et indisciplinés passer dans leur entourage pour des enfants d'une intelligence surprenante. Plus tard, on devait mettre sur le compte de l'incapacité de leurs professeurs, sur le compte du mauvais vouloir de leurs examinateurs leur scolarité déplorable et leurs échecs aux examens. Une réputation d'intelligence si bien acquise ne se perd pas facilement, et lorsque, plus tard, ces petits prodiges livrés à eux-mêmes n'ont plus la possibilité de parler à tort et à travers et de faire rire par leurs à-propos d'enfants de 3 ans, lorsqu'ils sont aux prises avec les difficultés de la vie, ils ne savent se montrer à la hauteur de leur tâche; cette intelligence surprenante une fois de plus avait été vaincue par les événements.

Aussi bien n'est-ce point de cette variété de précocité que nous voulons parler. Le diagnostic psychiatrique qui devrait être posé entre la précocité due à l'habile maniement de la mémoire et la précocité dénotant une intelligence réelle dépasserait de beaucoup notre étude. Nous apprécierons d'une façon beaucoup plus simple les dates d'apparition des dents, de la marche, de la parole, en acceptant ici comme ailleurs le langage comme établi dans les seuls cas où il répondra aux conditions que nous avons examinées. On pourra voir alors que des enfants, à 8 mois, prononcent exactement les mêmes paroles que d'autres à 18 mois ou 2 ans, que des enfants à 7 mois arrivent à marcher seuls comme d'autres à 14 ou 15 mois, que chez quelques-uns enfin, le syndrome

infantile s'est précocement démembré et qu'à 20 mois
les réflexes ont perdu de leur vivacité, l'extension de
l'orteil à l'excitation de la plante est remplacée par la
flexion, les attitudes ne sont plus conservées.

Nous allons citer un certain nombre d'observations :
les unes sont personnelles, d'autres sont dues à l'ama-
bilité de nos confrères qui se sont souvenu, sur notre
demande, d'avoir été surpris de constater que certains
enfants maintenant soignés dans des asiles n'avaient
point tenu leur promesse d'être des adolescents
brillants, bien équilibrés, bien doués de qualités intellectuelles.

Ces observations peuvent être groupées de différentes
façons, soit que la précocité ait été générale, soit qu'elle
ait été élective, soit enfin qu'une précocité élective
s'accompagne d'un retard électif ; on pourrait encore grouper ces observations suivant la nature de la cause responsable de la précocité, car ici, comme pour le retard
essentiel, la marque de fabrique se retrouvera plus tard
suivant que la bacillose ou la syphilis sont responsables :
la façon dont pourra sombrer ce système nerveux excité
d'abord, anéanti ensuite sera différente. D'autre part,
nous avons fréquemment observé, en dehors des troubles
portant sur le système nerveux, une fragilité générale de
tout l'organisme et une prédisposition aux maladies
chez les enfants réellement précoces. Dans le service
du docteur LESAGE, une enfant de 15 ans se meurt
aujourd'hui de pneumonie caséeuse : elle avait une
première dent à 2 mois, elle avait marché à 9 mois, parlé
très tard ; son père et sa mère sont, celui-là bacillaire à la
seconde période, celle-ci suspecte de bacillose.

Dans la littérature, nous avons trouvé des observations de démence très précoce où il est expressément indiqué que l'enfant a parlé et marché très tôt. Constantini (1) cite le cas d'une enfant de 11 ans née d'un père bien portant, docteur ès lettres, d'une mère bien portante, fille d'une aliénée et sœur d'une aliénée. La fillette présente le tableau de la démence précoce catatonique, elle a commencé à parler et à marcher très tôt. Mlle HOLLÆNDER (2), dans la première de ses observations personnelles, cite le cas d'une enfant de 8 ans, Malvine B..., présentant des crises nerveuses, de nombreux signes de démence précoce et pour laquelle ce diagnostic semble à l'auteur devoir être le seul plausible : elle a parlé et marché très tôt. SANTÉ DE SANCTIS (3) rapporte une observation de catatonie chez un enfant de 3 ans atteint de suggestibilité, de stupeur et de stéréotypie; nous n'avons malheureusement pas de détails sur le développement neurologique de cet enfant, il est seulement intéressant de constater, d'après les observations d'auteurs autorisés, combien précoce peut être la démence chez certains sujets.

Nous allons rapporter *in extenso* l'observation que le docteur PAGE a bien voulu nous communiquer. Il a suivi lui-même la jeune fille qui en fait l'objet et l'a observée en aliéniste depuis son plus jeune âge. Il s'agit d'une jeune fille de 18 ans, actuellement d'une mentalité très insuffisante, pour laquelle le diagnostic de démence précoce se pose. Elle est née à terme, on fut surpris de la voir rire aux éclats à 3 semaines; la garde d'accouchement était encore là, elle fit part aux parents

---

(1) CONSTANTINI, *Due casi di « dementia præcocissima »*. (*Revista di Patologia nervosa e mentale*, 1908, p. 107.)

(2) Mlle HOLLÆNDER, *Archives de Neurologie*, 1911, p. 185.

(3) SANTÉ DE SANCTIS, *Demencia præcocissima catatonica*. (*Folia neurologia*, II, 1908, p. 9.)

de son étonnement. Elle eut 3 dents à 5 mois, elle parle à 7 ou 8 mois. A 1 an, elle répondait à des questions, elle avait donné un surnom à sa tante, elle l'appelait « Bonne-noury ». Elle marche à 11 mois 1/2. A 18 mois elle perd sa grand'mère, elle remarque la tristesse du grand-père et le console en lui parlant des qualités de sa femme. A 2 ans 1/2, elle va à Chartres avec sa mère; on la met à table d'hôte sans bonne pour s'occuper d'elle, elle prend ses repas sans faire de taches et sans rien renverser. Au même âge, on la conduit chez le photographe avec une enfant plus âgée d'un mois. Sa taille était tellement au-dessus de la moyenne, son aspect si différent de celui d'un bébé, que le photographe lui dit, croyant avoir affaire à une enfant de 5 ans : « Mademoiselle pourra tenir le bébé. »

A 3 ans, elle a une fièvre muqueuse de longue durée, peu pyrétique, on ne remarque pas de déficit intellectuel consécutif. Vers 4 ans, son intelligence semble ne faire aucun progrès, on note même qu'elle diminue, elle devient une élève médiocre. Vers 7 ou 8 ans, voyant une de ses sœurs aider au ménage, elle dit à qui veut l'entendre « que c'est commode d'avoir une sœur qui vous sert de cuisinière ». Les réflexions, toujours déplacées et souvent stupides, empêchent les parents de la sortir. A 12 ans 1/2 elle a une chorée qui dure 5 mois, à 13 ans elle est réglée, on l'opère de végétations adénoïdes à 14 ans; sa crois-sance et son embonpoint qui jusque-là étaient presque normaux se modifient brusquement. A 14 ans 1/2 c'est presque une géante avec 1 m. 75 de haut. Son intelligence reste rudimentaire, les remarques qu'elle fait sont bêtes, elle est incapable de se livrer à aucun travail, elle ne comprend rien, on est obligé de veiller sur elle; le médecin la suit de près, se posant toujours la question de savoir s'il n'est pas en présence d'une hebephrénie. Elle a de la bacillose au premier degré du sommet droit, les réflexes tendineux sont très faibles.

Nous voyons ici très nettement une précocité mentale et motrice coïncider avec un développement de taille exagéré et une intelligence qui ne tient point ses promesses. Nous remercions le docteur PAGE de nous avoir confié le récit de cette observation qui vient si bien à l'appui de ce que nous avançons.

Mlle BOUDARD, externe des hôpitaux, a bien voulu nous donner l'observation d'un enfant précoce âgé actuellement de 6 ans, qui est un névropathe confirmé. Il s'agit du premier né de parents bien portants qui ne semblent avoir de tare ni l'un ni l'autre. Le petit G... est né à terme après une grossesse normale. Il pesait 3.250 grammes à la naissance, il fut élevé au sein jusqu'à 7 mois, il eut sa première dent à 4 mois. A 8 mois, cet enfant ne disait pas seulement des mots isolés, mais encore il répondait à des questions : des points de repère précis dans l'histoire de la famille permettent bien d'affirmer qu'il n'y a aucune erreur de date, car la grand'mère, venue habiter avec ses enfants alors que le petit G... n'avait que 8 mois, fut surprise de constater qu'il disait distinctement : « Je vais boire mon lolo », et quand on lui demandait« où est ton père ? », de l'entendre répondre : « parti dans les bois ». A la même époque, survint une entérite muco-membraneuse dont la durée fut longue et la forme clinique assez sévère. Faut-il attribuer à cette diarrhée qui persista six mois le retard considérable de la marche? toujours est-il que cet enfant ne fit ses premiers pas qu'à 3 ans et qu'à côté des preuves indéniables d'intelligence, à 6 ans il a encore le signe de Babinski à l'orteil droit, il conserve les attitudes données, ses parents sont inquiets de constater son affectivité morbide; le fait d'entendre dire que son père part à la chasse le fait pleurer sur le sort des animaux, sur la fatigue que pourra avoir le chien en courant. Il a des cauchemars lorsque dans la journée on a commis l'imprudence de parler devant lui du lapin ou du poulet que la cuisinière devra égorger pour le repas du soir. C'est un émotif en perpétuel état d'excitation et d'agitation; l'aspect de sa physionomie change continuellement, il rougit ou il pâlit à l'occasion du moindre mot, il trépigne pour une observation, il se jette en pleurant sans raison dans les bras de sa mère. Il entend un jour le moteur d'une automobile, il manifeste une grande frayeur; son père pour le rassurer l'amène près de la machine, à la vue et à l'audition du moteur il se trouve mal. Cet enfant, malgré une scolarité rendue irrégulière par son état de santé, est le premier de sa classe. En moins d'un an il a appris à lire, il commence à écrire, il recherche l'étude. Que lui réserve l'avenir, nous ne saurions le dire. Ces états de développement dysharmonique sont, à notre avis, des signes certains de névropathie; nous conservons ce terme avec toute son inexactitude, lui seul peut répondre à l'opinion qu'il est permis d'avoir actuellement sur cet enfant.

Nous venons de voir : précocité générale avec croissance exagérée, nous venons de voir précocité élective, retard électif avec névropathie. D'autres observations que nous allons résumer nous montreront la souche même d'où sont sortis ces enfants, et l'une d'elles, la dernière, nous fera voir chez un frère et une sœur du même père et de la même mère un retard considérable et une précocité extrême respectivement chez chacun des deux enfants avec une évolution différente et précise.

Il est inutile de rappeler ici les travaux qui ont paru sur le rétrécissement mitral congénital et la façon dont les auteurs autorisés ont compris cette lésion cardiaque; nous avons rencontré deux enfants d'hérédité bacillaire avérée porteurs d'un rétrécissement mitral congénital : l'une avait eu un retard de développement, l'autre avait une précocité nerveuse coïncidant avec du chétivisme; nous allons rapporter son observation.

La petite Renée E..., âgée de 8 ans 1/2, a une taille au-dessous de son âge, un aspect souffreteux, un embonpoint insuffisant. Elle est venue consulter pour son état général et nous avons trouvé le sommet gauche très suspect. Elle est née à terme, il y avait de l'hydamnios. L'enfant ne pesait, paraît-il, que 1.350 grammes (?). A 10 mois, elle marchait. A 8 mois, elle disait des phrases comme : « donner du lolo », « aller mener », « veux pas sortir ». Sa mère est concierge et les voisines, paraît-il, se réunissaient dans la loge pour faire parler « ce petit phénomène ». Elle avait eu sa première dent à 3 mois 1/2. A 4 ans, sa mère lui confiait les lettres à porter aux différents étages, elle s'en acquittait comme une enfant de 8 ans, dit-elle. A ce même âge, elle écrivait déjà son nom. Le père est bien portant, il ne paraît pas éthylique; la mère est bien portante, elle a fait quatre fausses couches de 3 mois inexpliquées.

L'examen neurologique de l'enfant nous montre que ses réflexes tendineux sont très vifs, qu'il y a une diminution de volume appréciable (3 cm.) du membre inférieur droit avec présence du signe de BABINSKI de ce côté. De plus, il y a syndactylie des 2e et 3e orteils de chaque pied. L'enfant vient fréquemment à la consultation; elle manque l'école un peu à cause de sa santé, dit la mère, et parce qu'elle n'y fait pas grand progrès. Nous pourrions multiplier ces observations, mais nous nous contenterons de résumer les circonstances dans lesquelles est apparue cette précocité et de caractériser l'évolution mentale, motrice et générale de ces enfants précoces.

1º Un certain nombre d'entre eux, précoces pour la marche, la dentition, la parole, pour le démembrement du syndrome infantile psycho-neuro-musculaire, voient leur taille, leur poids, rester au-dessous de la normale; leur santé générale est compromise; les uns, à 4 et 5 ans, ont une bacillose pulmonaire ou ganglionnaire en évolution; les autres, particulièrement chétifs, sont guettés par toutes les maladies infectieuses qui ne les épargnent ni par leur nombre ni par leur durée; d'autres enfin suivent depuis l'âge de 2 ans un régime pour leur entérite muco-membraneuse et ne peuvent mener une existence normale. Presque toujours, leur hérédité est chargée, plus chargée encore que pour les enfants en retard; ils sont précoces, malingres et chétifs, leur pronostic vital est sévère.

2º La précocité est en rapport avec des tares des parents comme dans le premier cas et surtout avec des anomalies de l'enfant portant sur la taille, sur la soudure précoce des épiphyses. Certains enfants précoces sont des anormaux de poids : l'un, de 2 ans 1 mois, amené à la consultation, fut pris par les infirmières et les élèves pour un enfant de 4 ans, il pesait 15 kg. 530 et mesurait 95 centimètres. Il avait été précoce sur tous les points et lorsque nous félicitâmes la mère, elle nous répondit avec un peu d'ironie : « Vous aussi, Monsieur, vous me félicitez, cela n'en vaut vraiment pas la peine, je ne l'élèverai pas plus que ses frères et sœurs. J'ai eu cinq autres enfants aussi beaux que celui-ci, aussi grands, aussi précoces et ils sont morts, tous, entre 3 et 4 ans, de méningite (?). Je sais bien le sort qui attend celui-là. »

3º La précocité motrice et mentale est élective, l'enfant est bien constitué, normal à tous les points de vue, sauf pour l'établissement de ses grandes fonctions, qui s'est fait trop tôt. Que lui réserve l'avenir?

Ce que nous avons vu à propos du retard peut s'appliquer ici en tous points. Nous serions cependant tentés de dire que, d'une façon générale, le pronostic de la précocité doit être plus sévèrement envisagé. Il semble que les enfants hérédo-bacillaires, d'une précocité générale et nette, soient exposés non seulement à faire plus tard des complications nerveuses, mais il semble encore que leur existence elle-même soit compromise et que le bacille tuberculeux qui, par ses toxines, a activé l'évolution nerveuse ait anaphylactisé le petit sujet, comme le prouve le nombre d'enfants précoces qui ont succombé aux attaques de la tuberculose ganglionnaire, pulmonaire ou méningée.

Nous pourrions dire la même chose de la syphilis. Si l'on veut bien se souvenir que dans l'observation que nous avons citée, page 152, d'un enfant hérédosyphilitique actuellement atteint de paralysie générale et d'accidents spécifiques diffus, celui-ci avait été précoce dans son développement, on verra que la syphilis, elle aussi, est capable d'activer pathologiquement la fonction de la cellule nerveuse et que le pronostic n'en est point meilleur.

Taguet (1), dans deux articles à propos de l'hérédité alcoolique, s'exprime ainsi : « Il n'est pas rare de rencontrer chez quelques descendants d'alcooliques, une excitation cérébrale précoce qui se traduit le plus généralement par une mémoire très heureuse. Ils apprennent à la manière des perroquets et deviennent comme eux facilement polyglottes, ou bien ils offrent une aptitude remarquable pour une branche spéciale des lettres, des sciences ou des arts. Ces enfants précoces font la joie des familles et l'orgueil des maîtres, mais au fur et à mesure que le raisonnement devient indispensable à l'étude, on voit pâlir ces météores d'un jour et ne plus donner qu'une clarté douteuse. L'intelligence a produit chez eux en quelques années tout ce qu'elle était capable de produire. »

Quelle que soit la cause responsable de leur précocité, ces enfants sont fragiles, leur système nerveux est un lieu d'élection pour les complications secondaires des maladies. Un enfant de 6 ans nous fut amené un jour avec une hémiplégie datant de 3 ans; cette complication était survenue à la suite d'une dothiénentérie bénigne ayant duré six semaines et pour laquelle les examens de laboratoire avaient été faits. Nous apprîmes que cet enfant avait eu sa première dent à 3 mois 1/2, qu'il avait parlé à 8 mois, « comme il parle maintenant », disait la mère. On nous a apporté les phrases qu'il disait à ce moment, il semble que cette précocité de parole ait été bien observée. Sa marche avait été extrêmement

---

(1) Taguet, *De l'hérédité dans l'alcoolisme.* (*Annales médicales psychiatriques*, 1877, p. 5.) *Des effets de l'alcoolisme sur l'individu et sur sa descendance.* (*Gazette hebdomadaire des Sciences médicales.* Bordeaux, 1884, IV, p. 216.)

A. Collin. — Développement de l'enfant.　　14

précoce : à 9 mois, paraît-il, il avait marché seul, puis après avoir eu à 18 mois une maladie intestinale (?) de longue durée, il avait subitement cessé de marcher pour ne recommencer qu'après sa convalescence de fièvre typhoïde.

Les observations nous montrant que la précocité entraîne une fragilité générale et élective sont nombreuses. Nous trouvons, au hasard de nos cartons, que tel enfant précoce, à hérédité lourdement chargée, est aujourd'hui un émotif pathologique, que celui-ci a des terreurs nocturnes, que celle-ci est une mythomane renvoyée de toutes les écoles. Tels sont les moins touchés d'entre ces enfants; les autres ont payé leur tribut aux maladies générales, aux maladies nerveuses, soit sous forme de complications méningées, soit en présentant rapidement le tableau d'une déchéance mentale sous forme de paralysie générale ou de démence précoce.

Nous avons dit que le pronostic du retard simple essentiel est somme toute assez bon; nous ne saurions point dire la même chose de la précocité. Les observations que nous venons de passer en revue viennent à l'appui de cette opinion que nous avions déjà émise.

Les mêmes causes sont bien à l'origine de ces deux états, et nous terminerons, pour montrer les parentés pathologiques du retard et de la précocité, par l'observation d'un frère et d'une sœur du même père et de la même mères, seuls survivants d'une famille de dix enfants, orphelins de père, celui-ci étant mort à Tenon de tuberculose pulmonaire, élevés par leur mère chétive et toujours malade.

La fille est énorme de taille et d'embonpoint, elle a 13 ans, elle mesure 1 m. 68, elle pèse 75 kilogrammes.

Elle est née à terme, elle a parlé à 8 mois, marché à 9 mois, elle a eu sa première dent à 2 mois 1/2. C'était une enfant brillante, aujourd'hui elle est bien différente : elle n'a pas pu obtenir son certificat d'études par suite d'une invincible paresse, disait l'institutrice. Depuis qu'elle est en apprentissage on se plaint chaque jour davantage qu'elle travaille moins, et sa mère dit : « Au fur et à mesure qu'elle grandit, je peux moins compter sur elle. » Le 20 juillet 1913, elle fut admise d'urgence, la nuit, à l'hôpital pour des « crises ». Le diagnostic porté le lendemain fut celui d'hystérie théâtrale avec chutes et contorsions.

Le frère est d'un blond vénitien, il a parlé à 2 ans 1/2, il a marché à 3 ans, il a eu sa première dent à 15 mois. C'est actuellement un débile moteur et mental qui, cependant, bien qu'il soit un retardé dans sa scolarité, fait des progrès journaliers. Il a 11 ans, le maître lui a dit que, s'il continuait, dans deux ans on le présenterait au certificat d'études.

L'enfant en retard progresse; le précoce déchoit.

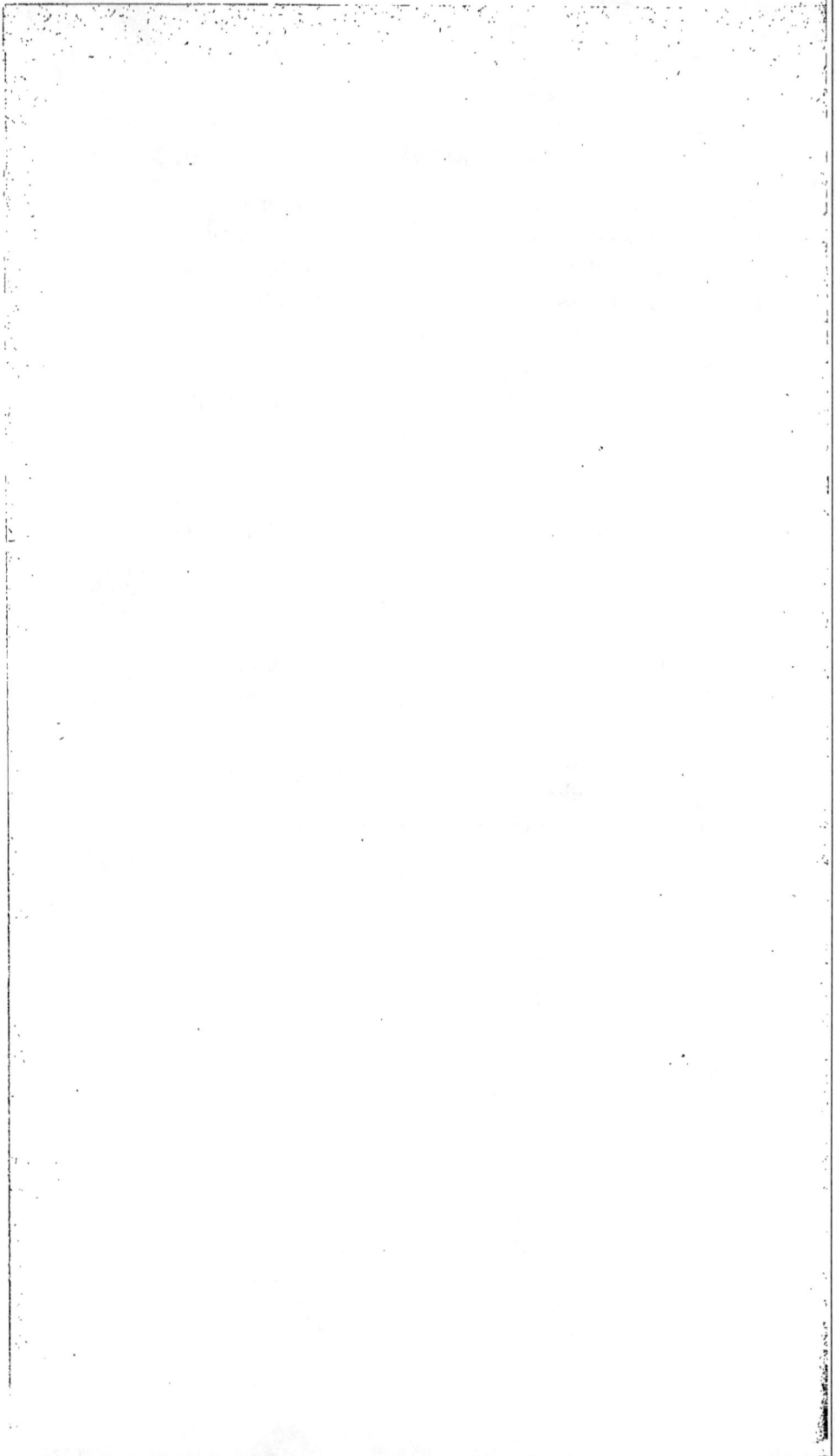

TABLE DES MATIÈRES

_____

DEUXIÈME PARTIE

B — 9126. — Libr.-Impr. réunies, 7, rue Saint-Benoît, Paris.

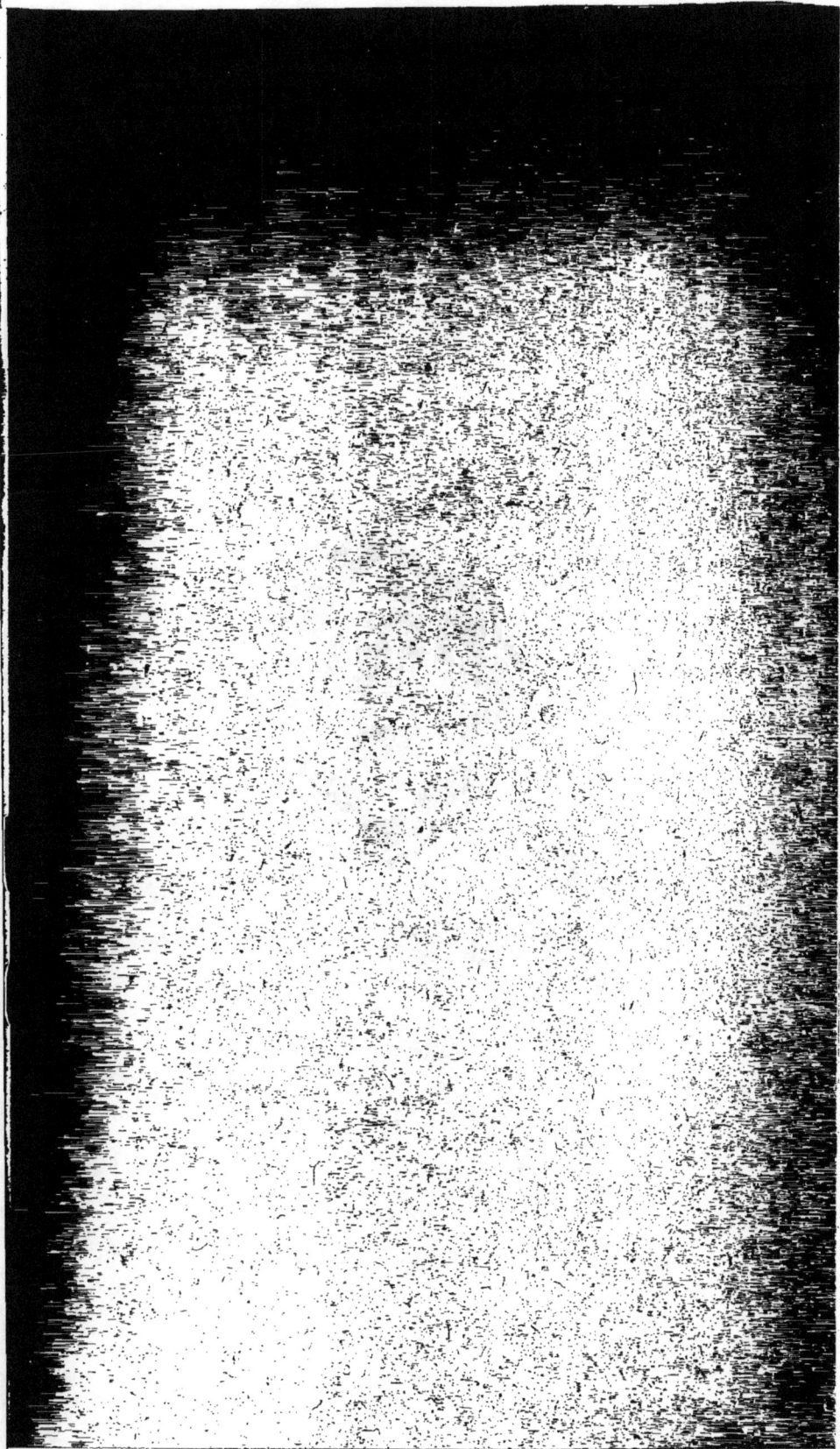

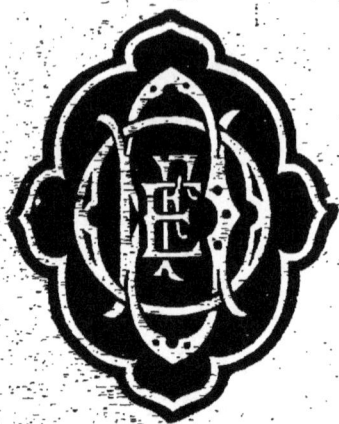